健康与新知
Healthy and New Knowledge Series
系列

UNREAD

The new science of
why we hurt and how we can heal

疼痛的真相

The Painful Truth

[英] 蒙蒂·莱曼 著　李艾琳 译

Monty Lyman

天津出版传媒集团

天津科学技术出版社

著作权合同登记号：图字02-2022-063

图书在版编目（CIP）数据

疼痛的真相 / (英) 蒙蒂·莱曼著；李艾琳译. --
天津：天津科学技术出版社，2022.7（2023.5重印）
书名原文：The Painful Truth: The new science
of why we hurt and how we can heal
ISBN 978-7-5742-0180-4

Ⅰ.①疼… Ⅱ.①蒙… ②李… Ⅲ.①疼痛－普及读
物 Ⅳ.①R441.1-49

中国版本图书馆CIP数据核字(2022)第106485号

疼痛的真相

TENGTONG DE ZHENXIANG

选题策划：联合天际·社科人文工作室

责任编辑：胡艳杰

出　　版：天津出版传媒集团
　　　　　天津科学技术出版社

地　　址：天津市西康路35号

邮　　编：300051

电　　话：（022）23332695

网　　址：www.tjkjcbs.com.cn

发　　行：未读（天津）文化传媒有限公司

印　　刷：大厂回族自治县德诚印务有限公司

关注未读好书

客服咨询

开本 787×1000　　1/16　　印张16　　字数240 000
2023年5月第1版第2次印刷
定价：78.00元

献给我的妻子哈娜

目录

插图索引

前言

疼痛是一种人类共通的感受，但当具体到每个人身上，它又会千奇百怪。我相信，传播疼痛真相的最佳方式之一，就是为大家讲述真实的故事。引用现实经历之前，我已征得本书中全部采访与研究对象的明确同意。而讲述我萌生为"疼痛"写书的想法之前所听闻的一些故事时，我对主人公的身份进行了双重保密——一切出现的姓名以及我们相遇的地点皆与现实情况不同。如果你觉得在书中认出了自己，我保证那完全只是出于巧合。医生有义务保护患者的隐私，这是古希腊流传至今的医者原则。希波克拉底誓言中有这么一句话："凡我所见所闻，无论有无业务关系，我认为应守秘密者，我愿保守秘密。"

我并非疼痛学这一领域的专家，在书中谈及任何疗法也不会产生相关的经济收益。在研究疼痛及与疼痛学专家和患者们交流的过程中，我对治愈持续性疼痛有了自己的见解，并想将其与大众分享。虽然我想要与读者交流疼痛的原理，也衷心希望自己的见解能做出真切的贡献，但本书的主观性论点不应被当作任何正式的医学建议。

棍棒和石头能伤害我们，语言也能做到一样的事，所以我尽可能避免在书中使用任何争议性词语或可能造成不适的词语。在此我需对一些用词进行说明："持续性疼痛"和"慢性疼痛"是指同一件事。前者在本书中更频繁地出现主要是因为它更适合描述患者的病情，且"持续性疼痛"更容易被人接受，现在也是生活中广泛使用的词语。英语中的"慢性"（chronic）起源于希腊语的"时间"（chronos）一词，主要强调病症长期持续，但这不是常见的说法，不同的人

3

对其有不同的解读，最危险的解读是"永久性"。尽管我在此书中更喜欢使用"持续性疼痛"这个说法，但仍需强调，"慢性疼痛"才是专业领域中更常用的术语。希望书中两词的不时交替能得到读者朋友们的谅解。

序

"好消息是，您的身体再正常不过了……"

我们对疼痛现有的一切认知都不正确——这是一个很大胆的说法，但它基本是事实。我说的"我们"指的是社会这个整体，是医疗圈内外的大多数人。我们误解了疼痛的本质，而这样的误解正在毁掉数百万人的生命。

我还是个初出茅庐的实习医生①时就曾亲眼见证这种误解带来的恶果。还记得那是某个晚上的9点，我在急诊科精疲力竭的一天终于要画上句号。太阳早就西沉，院里的病房浸染在一片病恹恹的蜡黄灯光之中。急诊科可不是什么能轻易忘记的地方：这儿的混乱程度堪比黑色星期五的大众商场，背景里断断续续的仪器电子音和病人们的呻吟拼凑成一曲混乱的交响乐。像我这样的实习医生一整天都要先在医院的急诊室里不停接诊新病人，再把他们转到急诊科接受进一步的检查诊断，最后会有顾问医师来决定他们需不需要住院。我没精打采地跟在当班的顾问医师后头，左手紧抱住厚厚的一沓文件，右手潦草地记下几乎看不清的笔记，唯恐被大步穿行在病床间问诊的他落下。毫无疑问，他是位杰出的医生，就是行事着急了点儿。*肾功能检查……膀胱容量测量……组织患者家属谈话……*我刚紧赶慢赶地把他为病人提的计划记好最后一个字，他便消失在我跟前，已经在去找下一位病患的路上了。

我扔下笔记就在蓝色油毡地板上小跑起来，同时努力不撞上飞快穿梭的茶水车和忙碌的护士们。我的两眼扫过下一个病房，在床帘和输液架形成的丛林

---

① 英国的实习医生相当于我国的住院医师，顾问医师相当于我国的主任医师。——编者注

间仔细搜寻着那位顾问医师。他在那儿，手拉开又一面床帘，正准备看看我们的下一位病人——保罗。

保罗是一位年近50的IT（信息技术）顾问。他躺在病床上，后腰垫了个枕头，五官则一如既往地因痛苦而扭作一团。汗珠从他锃亮的头顶上渗出，不时沿着他皱起的眉峰淌下。持续性腰疼已经顽固地缠了保罗好几年了，在保罗看来，这全要怪他那张让人总忍不住趴桌上打瞌睡的办公椅。起初，他只是后腰右侧会时不时地刺痛，痛感也很快就会消退。可自去年以来，他的腰疼就越来越持久，痛感也越来越强烈了。渐渐地，保罗不得不与他的社交生活说再见：他先是放弃了打高尔夫的爱好，很快也不能再前往酒吧和朋友们小酌，如今他更是申请了长期病假，几乎足不出户。私人生活的变故也在压垮他的脊背：数月前他的父亲与世长辞，上周——显然这与他的腰疼发作关系不大——他又失去了他的爱妻。最近几天，保罗的左腰和右腿也开始疼了，今早他甚至连床都下不了。他抱怨社区医院的医生老是更换，而且那里的人好像根本体会不到他的病情有多严重，所以他干脆不再去他们那儿，而是直接让儿子开车送来大医院。不过这边的医生在了解过他的病史后显得有些困惑，保险起见，他们为保罗做了一次磁共振扫描。磁共振扫描能让医生排除患马尾神经综合征的可能性，这是一种脊髓神经受压迫引起的罕见病症。

扫描结果毫无异常，之后神经科医生又为保罗做了更具体的检查，照样没有发现不对劲儿的地方。血检结果也很正常，显示保罗的身体并没有病毒感染或免疫系统出错之类的状况。顾问医师一边快速地浏览着检查结果，一边解释给保罗听："如您所见，所有的检查结果都完全达标。好消息是，您的身体再正常不过了……"

"你是想说，这些痛苦全是我想象出来的？"保罗又疼得咧了咧嘴，他看起来是如此难受，连我们都下意识地跟着他龇起牙。

"不，我当然不是那个意思……呃……总之，最重要的是您的生理功能并没出大问题！我也可以开点儿强效止痛药给您带回家服用，但这件事最好还是由您的社区医生来做比较合适。"

我们离开保罗的床前时，顾问医师让我记录下相对最合理的两种诊断结果：

（1）非特异性腰痛；

（2）精神性疼痛。

"非特异性腰痛"从字面上很好理解：生理原因不明的腰痛。事实上，超过九成的背痛案例中的病人都检查不出组织损伤。[1, 2]"精神性"这个概念则复杂得多，它表示人体感受到的疼痛主要由心理或情感原因引起——在大多数病人耳中，这就等于"纯属想象"。得知自己的脊柱没有严重损伤，保罗最后还是回家了，但那是他本次看病经历中唯一能得到的确定信息，因为直到最后他也不知道自己得了什么病以及疼痛究竟从何而来。可能性有两种：要么是他体内藏着当前医学技术无法判别的病因，且多半无法被治愈（听起来很吓人）；要么他感受到的疼痛纯属心理作用，这意味着他的大脑产生了某些紊乱。保罗并没有享受到问诊的得体待遇，他甚至都不能确定折磨着自己的病痛是不是真实存在。而我能确信，类似的故事每天都在成千上万遍地重复上演。

整件事的问题在于，上述两种推论从根本上就都错了。这个社会正被我提到的"对疼痛的错误认知"欺骗着，我们认为疼痛是衡量生理疾病的准确标尺，在这种谬误的引导下，我们理所应当地觉得既然感到疼了，就一定是身体或心理出了问题。多数人和医疗机构都被一种"二元主义"束缚了，把身体和心理当作完全分开的两件事。这不单是现代疼痛科学不认可的逻辑，也不单是对占人口总数近五分之一的持续性疼痛患者的不公与冒犯，还在真真正正地摧毁着一条又一条生命。

以实证为基础对疼痛进行探索，本书将带领我们从全新的角度看待这个现象以及我们自身。读者将从大量的案例与研究中解读疼痛真正的本质：它是人体的保卫者，而不是疾病探测仪。痛觉是一种促使人们自我保护的糟糕感觉，当某个身体部位疼痛时，我们会迅速将它从可疑的危险源头中撤离，开始做些什么来保护或支撑它，同时避免某些会加重疼痛的行为。疼痛不是伤情的凭证。其间的差异可能微乎其微，但注意到这一点绝对具有革新意义。弄清了这"微乎其微的差异"，你就能知道为什么疼痛由大脑产生，而不是"纯属想象"；你会认识到疼痛的绝对诡异之处，就如安慰剂效应^①和幻肢疼痛现象^②中发生的那样；你会明白为什么即使很多人的疾病被彻底治愈了，疼痛也可能在很久后的某一天卷土重来；你会懂得所有的痛感都是真实的，因此物理损伤的存在与否并不能判定疼痛的真假。最重要的是，对那些受不明疼痛折磨的人来说，"疼痛不是疾病探测仪"的事实为他们身处的窘境提供了一份答案，也点亮了一丝痊愈的希望。

和大多数同行一样，我过去常将疼痛看作疾病中一项重要却无趣的症状，这简直是大错特错。我还发现医生们在实际诊断中很难接受一点：组织损伤和疼痛之间的关系确实很弱。我们总爱把事物一板一眼地摆入医学诊断的分类盒里——最好是那种不用考虑患者情感与生活经历的理想化盒子。我们希望病情易衡量、可见、可治愈，可疼痛它就是一团糟，它就是那样出奇地"人性化"。

对疼痛的无知正对人类和社会产生着巨大的影响，因此事实需要得到传播。我们正生活在一个持续性疼痛横行的时代，它在全球范围内是致残的第一大因素[3]，而我们的社会却并无与之对抗的相应知识储备。盛行的关于疼痛的错误看法不但让持续性疼痛患者处于不利的境地，还耽误了精神疾病患者、婴儿等传统意义上被视为"信不过的"病情陈述者的有效治疗。面对身体状况无法得到详尽科学检测的部分群体，或是疼痛缺乏可见源头的人们，医生会假定他们不

① 指病人虽然获得无效的治疗，却因"相信"治疗有效，而使症状得到舒缓的现象，详见第 4 章。——译者注
② 指患者在失去某肢体后，仍可以明显感受到其疼痛，详见第 7 章。——译者注

过是夸大或捏造出了自己的痛苦，这种不公正是时候改变了。

本书的读者可以是正为疼痛而烦恼的人，可以是关心这一群体的人，也可以是单纯想对痛觉这一奇妙知觉有更多了解的人。我希望书中的内容对任何背景的读者而言都简单易懂。如果愿意进一步研究，读者还可以参考书末的术语表与参考文献。希望大家在阅读后能够明白，你不必屈服于疼痛，也无须穷尽一生来和它斗争，我们有其他出路。话虽如此，我还需强调这并不是一本自救书。我的确对一些有证据支撑的治疗方法进行了研究，并将其简要总结为非完全列举清单，放在最后一章，但我最希望本书能做到的，还是让读者了解疼痛的基本原理，并在任何实际场景中得当利用这项原理。

有疼痛的地方就有争议，痛觉在本质上就容易激起人们的情绪，所以讨论它时人们也都带着各自的鲜明观点。但世上恐怕不存在能完全做到不受个人偏好影响的人，而情况各异、不具普遍性的个人经历大概最能让我们产生偏见。比如，最近我似乎通过催眠疗法治好了困扰我已久的严重偶发性肠易激综合征。此前，催眠是我从没在医学院的课堂上听过的东西，我向来对它嗤之以鼻，但它在本人疼痛的治愈过程中发挥了近乎奇迹的作用。同时，尽管确实有充分的科学依据表明，催眠疗法对部分受疼痛折磨的患者有效，我还是需要按下想把它捧成万灵药的冲动，因为这肯定与事实不符。疼痛还是一个复杂多变而又极难度量的事物。我们本不缺乏这方面的数据，但那些数据的来源与采集方式却十分繁杂，有时甚至出自一些结论互斥的研究，科学家和医生们总是就如何分析疼痛的相关数据而争论不休。还有一点，从大型药店到小诊所，利益上的冲突总是存在，毕竟寻找疼痛的源头并将其治愈是这些机构维持收益的前提。尽管经济竞争不是什么错，它却意味着在看待和参考对痛觉的各项研究时，我们应当更加谨慎。

虽然逃不开数据矛盾和实际利益纠葛的影响，近几十年的现代疼痛科学还是以惊人的速度进步，并披露了一个确凿的事实，那就是：疼痛是身体的保卫者。这一原则正成为疼痛研究革新的基础。若能理解这一事实，人们的疼痛终将减轻。在写作过程中，我尽我所能地在遵循质疑精神的同时做到谦逊与包容，希望读者朋友们也能以相同的心态来阅读本书。

1

人体防卫部

到底什么是疼痛？

世上并无可畏惧之物，只有尚待理解之物。

知之愈深，则畏之愈浅。

——玛丽·居里

我不喜欢打板球。每次对外我都解释是这项运动太无聊了，但老实讲，我不喜欢打板球只是因为自己打得太差劲而已。我的手眼协调能力等同于零，我的注意力老是四处发散——这些都是我刚成为实习医生的那几年里，指导我的资深外科医师反复提醒我的事。而参加一项需要用木板击中一个高速移动的球体（"跑动得分"，按照他们的说法）或手接一个高速移动的球体（"完成一记接杀"，按照他们的说法）且同时不让自己挂彩的运动，拥有前述缺点的人并不算什么理想人选。显然，板球是世界上第二受欢迎的体育项目，它在全球拥有25亿爱好者。如果你也是其中一员，还请你宽宏大量，原谅我的丧气话，不要就此对我失去信心。

在学生时代的最后几年，我成功躲开了这项运动。可惜，我21岁时，这段长达五年的"无板球生涯"还是迎来了尽头。为了欢度复活节假期，我和一帮好友在西威尔士边缘的海岸订了一间度假小屋。我们到达时正赶上一个风和日丽的下午，对几位运动细胞发达的领队同学来说，这就足以让大家举办一场板球大赛了。我们的球场是一片隐蔽小海湾边的海滩，大约100米长。我所在的队伍是防守方，也就是说，我们之中的一员会向作为对手的击球方投掷板球，其他成员则会分布在沙滩各处，要么拦截对方球员的跑动路线，要么，在更理想的情况下，接中对面打出的球，使他们的击球手出局。我方队长汤姆很清楚我的板球打得很烂，于是把我设为投手左后方的野手——这个位置离比赛的核心活动区域很远，远到我的表现不会给队伍拖太大后腿。对此安排我相当满意，因为在这里我就能安安静静、不受打扰地沉浸在周围的美景之中，而且能将扫兴和出丑的风险降到最低。那时浪潮刚刚退去，海水下露出一片湿润的沙滩，光滑的鹅卵石星星点点地散落在焦糖色的沙粒间。雄伟的黑泥岩海崖环抱着这片海湾，崖顶披着成片的茂盛野草。我们头顶的阳光灿烂无比，但视线穿过爱尔兰海的海面，浓密的乌云之下，数公里外的地平线正在烟青色的雨幕中若隐若现。一切都那样美好。

乓！

我转过身——比赛开始了。我方投出的球被对面首位击球手莱尔击中。在板球方面，莱尔和我就像地球的南北两极：他固执倔强、一心求胜，是擅长运动的南非人民的典型代表。以前他们家刚搬到英国时，他的个头就远远压过了他的英国同学们。他在体育方面力压群雄，被郡里的板球队收为成员，还在橄榄球比赛中与英格兰未来的国际球星并肩作战。现在，这个差不多190斤的大块头一挥手就把那只塑料做的沙滩板球打向了高空，更糟的是，当它坠落时，我发现——补充一下，是惊恐地发现——它居然正朝着我这边落下。身边没有其他队员的我只剩下两个选择：落荒而逃，或是拼尽全力接住它。我的大脑告诉我，自己不想成为一个被嘲讽孤立的可怜虫，因此我选择了后者。那只球朝岸边飞驰而来，我估计它会落在我左边约10米处，便向那儿展开了全力冲刺，在它只剩最后几米就要落在沙滩上的千钧一发之际，我猛地伸出手扑了过去。我能感受到我那缺乏锻炼的胳膊里每一寸肌腱都在撕扯，随后我闭上双眼，任由摔在地上的身子扬起一阵沙。沙尘落定，一阵欢呼爆发在海湾之间。我睁开眼，那只球正安稳地卧在我拢起的双手中。我从来没有觉得一个湿乎乎、亮晶晶的橙色塑料圆块这么好看过。就像淘金者筛出了一块硕大的金子，我站起身，将它高举在空中，迎接着同学们夹杂着喜悦与难以置信的喝彩。我接住了它，我让莱尔出局了，巨人成了我的手下败将！那一刻，我可太爱板球了。

我长达20秒的高光时刻很快就被大家遗忘了，随后我洋洋得意地小跑过布满鹅卵石的沙滩，准备回到自己的位置。就在这时，一阵锐利的穿刺感向我的右足心迅速袭来，可当我微微抬起腿时，那阵感觉又飞快地消失了，所以我没有停下奔跑的步伐。很明显我只是踩到了一块比普通鹅卵石要锋利那么一点儿的鹅卵石。比赛继续进行，我所在的赛场角落之后就没什么发挥的机会了。然而，大概过了10分钟，余光之中有什么吸引了我的注意力——在我的背后，一件蛇形的物体正趴在沙滩上，而且像在随着我的移动而滑行。我转过身，猛地向后大退一步，并在发现那只是一条不具生命的尼龙细绳后放下心来。但它似乎连住了我的右脚。为了看得更仔细些，我盘腿坐下，然后发现我的右脚掌已经被带血的沙子糊住了。我轻轻地把沙子扫去，好检查造成这副惨状的原因——一个锈迹斑斑的大鱼钩深深嵌入了我的足弓，鲜血正从创口缓缓渗出，到这时我才开始觉得疼。那种一阵又一阵的刺痛自然让人不好受，如果以10级为痛感最高级的话，我会打6级。但当我的朋友们凑成一圈并用半钦佩半嫌弃的眼神围观的时候，痛感好像又降到了4级，仿佛是拥有这个壮观伤口的自豪感减轻了疼痛。紧接着，退出比赛的我一个人静静地靠坐在港口的岸壁，纠结是要自行把鱼钩拔出来还是去最近的诊所处理，并担忧起这个可能在某条鱼的嘴里待了好几周的、还带着锈的可怕家伙会不会感染我，这时痛感又飙升到了8级。而单单是想象一下从肉里拔出这个鱼钩的过程，我的痛感就立刻逼近了9级。

就在我把午后最美好的时光用来把鱼钩倒刺从我脚底拔出来的同时，一颗真相的种子悄悄在脑海中生根发芽。这个真相起初很有趣，很快就变得扰人心神，那就是疼痛真的很奇怪，它简直没有任何道理可循。钩子扎进脚底时伤到了组织，虽然损伤程度一点儿没变，但我体验到的痛感却千差万别。痛感从我看见了脚底突出的致伤物体时开始产生，随着旁观者们的感叹而减轻，在我独处时又增强，甚至在我联想剔除鱼钩的方法时进一步增强。我脑海中的这颗种子渐渐结出真相的果实：痛感并不能直接用来衡量伤情，疼痛并不等于伤害。我们都对此有过体会，不论是忽然发现大腿上不知何时添上的迷之淤青，还是在劳累的整日工作后不小心被纸的边缘划到而感到超乎寻常的疼。所有医院的急诊部里，你都能找到活生生的例子说明疼痛和组织损伤并不能紧密挂钩，我甚至在那儿发现，疼痛和组织损伤的关系在同一位患者身上都可能千变万化。有一次，一位在街头斗殴中腹部被捅（所幸伤害避开了器官和主动脉）的年轻男患者指着自己还在流血的刀口向我炫耀："医生您看我是不是帅透了？"他并没有任何痛感，直到他出去抽烟时不小心踢到了急救小推车的滚轮。这位患者抱着被撞到的脚指头，可仍然没管他被刺了一刀的腹部。短短几秒内，他就教会了我四句新的脏话。

扎进我脚里的鱼钩一开始没造成任何痛感，在某个也有尖锐金属物体与人类的脚亲密接触的真实故事里，我们可以窥见有关痛觉与伤害间关系的谜题的另一极端。1995年，英国一位29岁的建筑工人爬下脚手架，快接近地面时，他决定直接跳到一块木板上。他没能注意到的是，那块木板上有一颗凸起的15厘米长的钉子。最后这颗钉子直直地穿过了他的左靴，并和他一起被送入了医院。这位工人痛苦极了，以至于医生要为他注射镇静剂和强效止痛剂芬太尼。芬太尼是一种阿片类药物，能与人体内的阿片受体产生反应并在短期内有效抑制疼痛。人体本身会自然生成内源性阿片类物质，其中最有名的大概是内啡肽，但自从学会从罂粟中提取阿片以来，人类就开始自如地使用药物操纵体内的疼痛抑制系统。吗啡在这类药物中最广为人知，不过芬太尼才是最有效的药物之一，比吗啡效果强近百倍。总之，手术团队小心翼翼地将工人的靴子切开卸下，结果发现那颗钉子从他的脚趾缝间穿了过去，没有对他造成丝毫伤害。[1]20世纪90年代初，一项有趣的实验再现了这种深度痛感在无组织损伤的前提下产生的现象。[2]身体健康的试验参与者们被戴上造型夸张的"头部刺激器"，这些像老式理发厅里半球形干发机一样的机器被放在参与者的头顶，并被连接到一个配有强度转换旋钮的控制装置上。实验对象被告知，该刺激器产生的电流通常会引起头痛。这里的小秘密是，根本就不存在什么电流，整个所谓的"头部刺激器"都是谎言。出乎意料的是，超过一半的实验对象都在刺激器打开时感到了头痛，并且，在工作人员特意让他们看见旋钮向高强度调整时，这些对象也汇报自己的痛感随之加深了。

就引发痛觉而言，受伤既不是必要条件也不是充分条件。这是值得探索的一点，因为大多数人都在被疼痛的假象欺骗着。这个"大多数人"也包括了大部分专业医学工作者，而在那个被锈蚀的鱼钩改变了我的轨迹之前，我本人，同样曾在其列。

疼痛的假象：疼痛是组织损伤的衡量标准

就算我们内心深处明白，疼痛并不能用来判定组织损伤，可从实际举止来看，还是有很多人认为疼痛就是由身体产生、由大脑发觉的（连许多医生都基于这种观点来诊断）。我并不是在从神经科学的角度钻牛角尖，只是想帮助那些本无必要受疼痛折磨的人脱离苦海，抛下疼痛的假象、探索其本质是我们唯一的办法。借此我们也能更准确地了解人体与大脑的运行机制，最终认识到生而为人意味着什么。最重要的是，要解决困扰五分之一人口的不明持续性疼痛，相关的知识必不可少。不过，在我们弄清疼痛是什么之前，我们首先得回顾一下，究竟经历了什么，人类才进入了如今的疼痛误区。

17世纪的法国有这样一位科学家兼哲学家，他不仅广泛涉猎宗教、数学、自然科学，在研究这些科目的基础上不断开创新的领域，还革新了世界对疼痛的理解，他就是勒内·笛卡儿。17世纪与18世纪之交，在人类的想法与感觉到底从何而来这一议题上，科学家、哲学家以及神学家们依旧众说纷纭。最古老的猜想是：心脏是这些主观产物的源头，心率会依情绪的变化而产生明显变动；另一流派则以古希腊内科医生盖伦的解剖实验为理论基础，主张是大脑发挥着思考与感知的作用。这场持续了数世纪的争辩显然备受公众关注，威廉·莎士比亚也曾以一句话概括："可否告知，人的想象在何处孕育？……是心脏，还是头脑？"[3]而笛卡儿坚定地选择了后者。虽然他认为疼痛（与灵魂）源于人脑中的松果体（大家现在都知道了，松果体只是睡眠调节器），但我们不介意他的这点儿小差错，因为他的想法对于疼痛见解已经是一大进步了。此外，他还将大脑与神经比作机器，并引入了神经反射的概念，这都是极具革命性的理论。笛卡儿逝世后，他的著作《论人》（*Treatise of Man*）于1664年发表，书中他用摇铃铛来比喻受伤与疼痛的关系，并附上了那张著名的火旁男孩插图，图中男孩的左脚离火堆太近了。

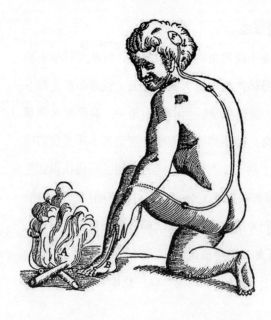

"疼痛的传播路径"——
出自笛卡儿《论人》，1664年
假如火靠近脚部，构成火的微粒……就能够使接触火的脚部皮肤运动起来，进而拉动体内连接这块皮肤的某条线，使得这条线另一端的毛孔同时被打开，整个过程就像是拉动绳子的一端，系在另一端的铃铛就会同时响起一样。[4]

将疼痛体验比作摇铃铛似乎在表面上能够成立：人体组织受损后，神经便以生物信号的形式将疼痛的信息传递到脑中，然后大脑直接进行解读——瞧！我们开始痛了。人体组织发送疼痛的信号，大脑做出反应。这项理论在过去的400年里都广为大众认可，但它在根本上是错误的，它就是构成疼痛假象的基础。因为如果说疼痛只是人的反射活动，只是一个从接触物质的人体边缘传送到大脑的简单信号的话，那我们理应能在每次组织受损的情况下，且仅在这种情况下感受到疼痛，疼痛的程度也应该直接和伤情成正比。但只需稍微看看我们的日常，不管是我那诡异的鱼钩事件，伤病治愈许久后仍受持续性疼痛折磨，还是细微的情绪变化对疼痛的调节作用，我们就会发现事实显然并非如此。

不过，疼痛并不完全脱离人类的五感存在，短期疼痛在大部分情况下都能相当准确地传递受伤的信息——合上笔记本电脑结果夹到自己的大拇指，疼；甩车门时夹到了拇指，更疼！显然，受伤与疼痛之间一定存在某种联结。笛卡儿提出前文所述主张的两个半世纪后，英国杰出的神经学家查尔斯·斯科特·谢灵顿发现了这种联结。他在神经末梢找到了一种独特的受体，这种受体刚好位于皮肤下层，看上去只对有害刺激物（使人们感到痛的刺激）产生反应。根据拉丁语中的"伤害"（Nocere）一词，他创新地将这类受体命名为"伤害感受器"（Nociceptor）[5]。伤害感受器的职责是探测有害刺激物引起的损害或危险，这些刺激物具体可被分为三类：机械型刺激物（我的脚踩中的鱼钩）；温度型刺激物（咬到笛卡儿画中男孩脚趾的火苗）；化学型刺激物（扎人的荨麻、运动期间肌肉产生的乳酸带来的灼烧感）。这些有害刺激物中的特定元素会激活伤害感受器，并引发传递至脑部的神经冲动。有意思的地方在于，不同的有害刺激物有时会激活相同的伤害感受器。拿探测有害热量刺激物的辣椒素受体（TRPV1）来说，它通常会对超过43摄氏度的温度产生反应，但也能被辣椒中的活性成分辣椒素触发。我们吃辣椒或碰到辣椒时会产生灼烧感也就不足为奇了，就是因为原本对热源有反应的这一受体被触发了。因此，即便环境温度没有变化，我们也能感受到热量，诱导大脑误以为我们很热，于是身体便开始靠出汗来降温。辣椒素分子是脂溶性物质，但不溶于水，所以你要是被辣到不行，喝水止辣是最不明智的行为了，它不但不能止辣，反而会将辣椒素分子扩散到你嘴里的每个角落，触发更多辣椒素受体。酸奶、牛奶等以脂肪为主的饮品是最好的选择（它们也频频出现在各大辣椒美食节的会场中），或者你可以试试我个人的最爱——印度芒果奶昔。辣椒素也常被添加于鸟食中，如此一来，像松鼠这样肚子空空的哺乳动物们就不会和小鸟抢吃的了，这也不禁令人对辣椒植物的自然选择感到惊奇。同样是被吃掉，辣椒种子在哺乳动物的嘴里常被磨碎——至少在那些有着臼齿、嚼起东西来嘎嘣脆的哺乳动物嘴里是这样，而它们被鸟类吞食后则会完好无损地经过鸟类消化道，通过排泄物广泛传播到各地。在哺乳动物眼里等于辛辣和痛苦的辣椒种子对鸟类没有半点儿威慑力。因此，在漫长的进化中，为了繁衍生息，辣椒植物已经逐渐往只吸引鸟类的方向进化了。[6]

　　我们体内的伤害感受器被激活时，会产生一个沿周围神经系统[①]向脊髓运动的神经脉冲信号。周围神经纤维的神经元由三部分组成：细胞体（它存放着神经纤维的DNA与大部分细胞器）、树突（将冲动传入胞体的突起部分）以及轴突（将冲动传离胞体的突起部分）。神经脉冲在经过周围神经后就来到了脊髓，它会沿着脊髓向上前进，最后到达大脑。值得一提的是，这并不是一段畅通无阻的旅行。谢灵顿另一项突破性的研究表明，一个神经元的轴突与下一神经元的树突并非紧挨着，而是被一块他称为"突触"的微小空间连接起来。只有在脉冲到达脊髓中第一条神经的末端时，它才会导致突触开始释放神经传导物质，使脊髓中的其他神经相继激活，最终将其沿着脊髓向上送入大脑。现在，让我们来更仔细地分析一下笛卡儿画中的男孩经历了些什么。当他的脚触碰火焰时，

---

① 人体神经系统由中枢神经系统和周围神经系统两大部分组成，中枢神经系统包括脑和脊髓，周围神经系统包括脑神经和脊神经。——译者注

体内事实上有多根神经协作传递着信号，使他的大脑感知疼痛，而非像摇铃比喻那样，仅借一根神经就笔直地触发了大脑中的痛觉中枢。人体内有一条"痛觉通路"的说法听起来确实很可信也很有逻辑，实际上，"痛觉通路"一词也在我以前的所有医学课本里被用于描述疼痛信号的传递过程。但其实，传递到我们脑组织中参与痛觉生成的并非"痛觉终端""痛觉信号"或"痛觉通路"，而是"伤害感受器""伤害性感受信号"及其传播路径，这些是标准神经学术语，但我愿相应地把它们称作"危险感受器"和"危险信号"，因为它们的本质恰是如此——这类信号传递的信息正是组织损伤与危险。同时，尽管它们常在疼痛的产生中发挥着重要作用，它们并不是疼痛的绝对或充分条件。痛觉不是在组织中诞生的，也不会沿着神经运动。英国神经学家帕特里克·沃尔很可能是20世纪最伟大的疼痛学家之一，他与他的博士生斯蒂芬·麦克马洪（现在也是世

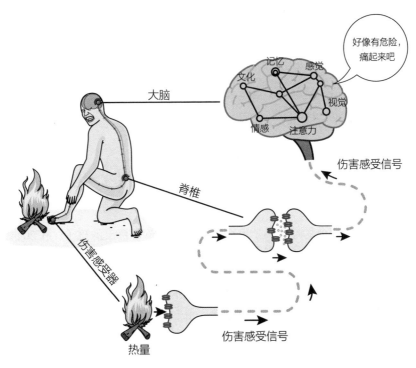

升级版笛卡儿的男孩：伤害感受信号（危险信号）传播路径

界领先的疼痛学专家）意识到，不论过去还是现在，科学家与医生们通过使用"痛觉终端"等术语来简化疼痛科学的尝试从根本上就是错误的。1986年，他们惋惜道："不幸的是，将伤害感受器归为疼痛纤维并不是值得提倡的简化，而是对疼痛学科的轻视，而这种轻视还会被医学课本的编纂者们打着简化的幌子延续下去。"[7]

鱼钩刺入我的脚时，我体内的机械型危险感受器就开始沿着神经元向脊髓发射危险信号，但痛觉的产生却被阻碍了，这种神秘现象的解析可以参照1965年发表的论文《疼痛机制：新理论》(*Pain Mechanisms: a New Theory*)，此文提出了针对该现象最大的概念性突破。[8]写下这篇新发现的是帕特里克·沃尔与另一位同具开创性的加拿大心理学家罗纳德·梅尔扎克，他们总结出了一项新理论——门控理论。根据门控理论，有关危险的信息传递并不只是一条从周围神经系统传向脊髓的单向通路，还会涉及其他中转神经元。像开关门一样，这些神经元掌握着是否允许危险信号进入脑部的权力。此外，不会引发疼痛的神经输入（如简单的触碰）能够激活抑制性神经元，它们会阻止危险信号沿脊髓传输，宛如关上大门。这解释了为什么我们在膝盖猛地撞上桌子后知道要揉揉它。门控理论具有变革性，因为它说明了为什么受伤并不一定等于疼痛，且危险信号可以被灵活地增强或减弱。

在反主流文化崛起的"摇摆的60年代"中，梅尔扎克和沃尔应景地将持续了数百年的疼痛假象彻底颠覆。自此，笛卡儿的摇铃比喻被终结，现代疼痛科学的年代到来。如今的疼痛科学家们就是那场变革孕育出的孩子。在20世纪的最后几十年里，疼痛研究爆炸式增长，我们不再仅仅揭示疼痛不是什么，我们开始了解它到底是什么。门控理论甚至已不能全面概括疼痛的传输，因为痛觉完完全全就是由大脑创造的。换句话说，并不是大脑查收了痛觉，而是大脑制造了痛觉。如果人要产生痛觉，他就必须意识到痛的存在。在打了麻醉剂的情况下，我们的大脑会与身体隔离开来，即使伤害感受器依旧照常运作，痛觉却不会产生（当然，前提是麻醉剂有好好履行它们的职责！）。一言以蔽之，没有大脑，就没有疼痛。

疼痛学第二大突破便是科学家们发现人脑中并不存在单一的疼痛中枢。近年来，针对疼痛患者大脑的成像技术实现了巨大飞跃，神经成像技术的类型有很多种，本书中最常提及的是功能性磁共振成像（fMRI），该技术能在特定的时间点检测脑部血循环较快的区域，即正在运转的大脑区域。脑部成像研究显示，当人感受到疼痛时，大脑中会有多块区域被"点亮"。[9]有趣的是，这些区域无一例外都代表着人类独有的功能：感觉（检测危险信号及其来源的区域）、情感（操控焦虑与压力的区域）和认知（使人产生思想、记忆、信仰与预期的区域）。这些功能的糅合对于每个人和每一次疼痛体验都是独一无二的，激活了大脑中产生疼痛感知的个性化神经元网络。如此因人而异的网络常被称为"神经签名"（neurosignature）。大脑的所有功能对疼痛的生成而言都很重要，这也是为什么当今最受认可的疼痛理论的命名如此冗长却准确——生物–心理–社会疼痛模式。

不难看出，疼痛如何诞生的问题极度复杂。相对地，人们为什么感到疼痛的问题在现今科学界看来却非常简单，这份简单的答案却能实实在在地改变人生，我们是时候拥抱疼痛的真相了。

疼痛的真相：疼痛是位保卫者

"疼痛是人体的保卫者"，这句话不是疼痛的定义，只是一个与它相关的基本事实，一个从本书的研究与采访中得以窥见的事实。真正理解这个事实之后，你就能明白疼痛如此难以捉摸的缘由，也能明白为何在伤口治愈后疼痛往往还会持续。如果我们继续拥护之前的摇铃比喻，相信疼痛是伤情的直接衡量标准，那么我们永远不会明白疼痛人性化的一面。治愈疼痛的第一步就是要知道，它其实是个并不一定能准确代表组织损伤的人体保卫者（即便有时它保护过了头，甚至会毁掉主人的生活）。和痛觉一同守护人体的也有其他机制，例如免疫系统，但说回痛觉，它的一切释义都需建立在其保卫者的定位上，即它是一种通知我们身体正处于危险之中、亟待保护的感觉系统，而实际上身体是否有危险或受伤害完全是另外一回事。虽然疼痛的定义往往是考虑到其他因素后妥协的结果，但它怎么都不能脱离上面的核心事实。疼痛是催促我们保护自身却让我们不好受的感觉，根据国际疼痛研究协会2020年7月更新的释义，疼痛是"一种不愉快的感觉与情感体验，它与实际或可能存在的组织损伤有联系"。[10]在随后的注释中，协会又明确表示疼痛不等于受伤："痛觉与伤害性感受是不同的现象，单凭感官神经元的活跃无法推断疼痛的产生。疼痛往往是受生理、心理与社会因素不同程度制约的个人感受。"

我们现在知道了，痛觉是在大脑里产生的，但要理解、阐述这个概念还要跨越巨大的障碍。如果你直接对某位持续性疼痛患者这么说，他们有无数理由反问你："你是想告诉我，我所经受的痛苦只存在于我的脑海里吗？"这样的说法大致等同于指责他们的疼痛只是心理作用，好像许个愿它就能轻松消失一样，这简直不能再离谱了。疼痛是大脑做出的决定，告诉意识我们正处于危险之中，其中绝大多数决定不在我们意识的控制范围内。

为了把这点讲清楚，我们再来重温一下我的鱼钩经历，并以拟人的形式复盘我的痛觉系统。想象一下，我的大脑就是一个"人体防卫部"，在里面，尽职尽责的"公务员们"被分配在不同支部，但大家的最终目标是一致的，就是要保护身体不受外界侵害。有的公务员主要从外部世界接收普通的感官信息，比如我看得见、摸得着、闻得到的那些东西，同时也接收危险信号；而有的公务员则主管情感、预期、注意力、核心信念与过往经历。尽管坐在大脑的不同办公室里，他们却无时无刻不保持着沟通，你可以理解为他们永远都在开着线上会议。这些公务员的任务就是协作核查身体会遭到危险的证据，如果证据确凿，防卫部就会对我们的意识下达指令，要求保护身体，这份指令，就是痛觉本身。

好了，我们来做一下案例分析。主角，也就是我，刚刚出人意料地接中了板球并沐浴了长达20秒的光辉，现在正悠闲地小跑着穿过沙滩，然后，在我不知情的状况下，我即将踩中一个生锈的旧鱼钩。此刻在人体防卫部看来，这似乎是美好的一天……

> 情感部：感觉好极了！我可是接中了一记球！人见人爱说的就是我！

> 视觉部：那你可得感谢我，毕竟我有主人手眼协调能力的一半功劳。

> 感觉部：大家，停一下，很抱歉打断你们，但这具身体的右足弓向我传送了一条危险信息——有什么尖锐的小物件刚刚划破了那儿的皮肤。

> 视觉部：好吧，我们来看看视线里有什么。主人脚下的沙滩覆盖着大大小小的鹅卵石，没什么特别危险的东西。

> 情感部：就是想告诉你们一声，我现在很高兴也很安全！回聊！

> 记忆部：谢了，情感部。我来简单查查档案——嗯，在过去的十年里，主人每年都在该地区类似的沙滩上跑动，而在那些沙滩上，唯一和尖锐沾边的物品是鹅卵石。

短短不到1秒，我的人体防卫部就要回答一个问题："我脚底受到的刺激危险吗？"如果答案是肯定的，它需要让我意识到这件事，会产生痛觉使我采取行动保护自己。人体防卫部涉及短期疼痛的决定一般很准确，里面的公务员都经验老到，但他们的决定无法脱离部门接收到的外界情报的制约。过往经历及未来预期的影响实在太大，导致在一具常被攻击的身体里，防卫部会变得过度敏感、跃跃欲试。关键就在于我们的意识并不能干涉人体防卫部的决策，这一点强调多少次都不为过。痛觉是防卫部发出的法令，一种促使我们的意识去保护身体的命令。但在我的鱼钩案例中，人体防卫部将危险信号误判为无害物品引起的刺激，所以在一开始我并不觉得疼。

痛觉是大脑无意识的危险判定被传达给意识的结果。著名印裔美国神经学家维兰努亚·拉玛钱德朗说得很好："疼痛是一种对机体健康状况的看法，而不是对伤情的客观映射。"[11]为深化这个见解，我们可以将其与视觉类比，视觉也是大脑的某种观点。我们信任自己的双眼，并认为大脑会如手机镜头一般，如实还原光在视网膜上的成像。视觉似乎不需要训练，其传递给我们的世界也往往是真实的，但视觉假象又告诉我们，事实并不完全是这样的，下面的棋盘阴影错视图就是绝佳的例子。[12]

人们很难相信，左图中的A、B两格颜色一模一样，只有参照右图中同色的条纹对比才会信服。可即便得知事实，我们也无法改变大脑想让我们看到的。大脑会调节光线信息，使其对我们来说变得合理，而不是百分百地制造出客观存在的景象。脑部用于加工图像的空间远多于捕捉光线色彩的空间，几乎多出10倍，这已经是一个早为人知的事实了。[13]视觉不是对光与色的准确衡量，它的存在是为了给外部世界的物体赋予意义。同样，痛觉也不是衡量身体受损状况与危险指数的标尺，它只是大脑对此在无意识中产生的观点。视觉不止于看，痛觉不止于感。我们的脚趾被烫到或是踩到鱼钩时，创口处发出的危险信号固然重要，但这种重要性终究还是排在他们代表的实际信息之后。

让我们再来到世界地图上的另外一点。晚春造访了意大利罗马南边数公里外的一侧海岸，只可惜那年刚好是1944年——英美军队在安齐奥的海滩上登陆，

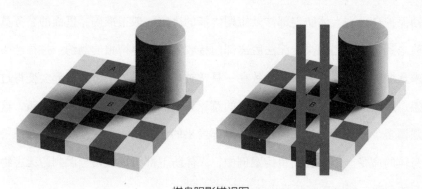

棋盘阴影错视图

准备大胆地包抄部署坚固的德军防卫线。同盟国的两栖攻坚战确实称得上一次奇袭，然而德国迅速地调动兵力形成包围圈，凭借着山丘高处的优势位置，对着同盟军不利的滩头阵地发动了猛烈的轰炸，现场很快沦为血海。一拨又一拨的伤兵涌入安齐奥的医院，在场的年轻医生亨利·毕阙日后因这段经历成了止痛药物的先驱。每当一位伤员被送达，毕阙便会询问他们是否需要吗啡来止疼。令他震撼的是，超过七成的士兵都说自己不疼，其中还有伤情极为严重的人。可战后，毕阙在经手的车祸及工业事故病例中却收到了相反的反馈——超过七成的伤者被问及疼不疼时给出了肯定的答复。在针对这一情况的研究中，毕阙发现两个群体的差异并不在于受伤程度，而在于他们对自己伤情的认知与态度。[14]在安齐奥，被送到医院的士兵知道自己在安全的地点，而且大概率会被运回祖国休养。比起继续上战场，负伤意味着更大的生还概率，在战场上则很难生还；而对受伤的波士顿市民们而言，到医院去就等于从安全的地点到了危险的地点，自然，他们的大脑就会产生痛觉。这是极端的个例，毕竟受伤有益的情形并不多，但它还是展现了痛苦如何在人感到危险时产生，又能在人感到安全时舒缓的过程。

疼痛是和我们站在一边的。短期疼痛（也就是医学术语里的"急性疼痛"）是真正能拯救你我生命的。世间有少数人出生便没有痛觉，连自己的组织损伤都注意不到，无法保护自己，他们往往生命短暂。也有一些人在生了某些病后痛觉变得迟钝。2014年，我在东非进行医学访问时遇见了这样一位患者，由于麻风，他的指尖失去了知觉，于是他的指尖总是在他没有注意的情况下反复受伤，现在整根手指已经变形到让人不忍直视。他说他宁愿受伤带来的所有痛感向自己砸来，也不想承受羞耻感带来的痛苦。疼痛从任何层面来说都是生活的必需品，但是，疼痛也可以毁掉人生，它可以将一个人的全部蚕食殆尽，毁掉他的思想、身体和社交生活。

庞大的持续性疼痛患者群体至今仍在扩张，但医学界还没有做好足够的知识武装。这也是一种令人深陷迷思的病症，因为海量的证据显示，在大多数情况下，疼痛在疾病治愈良久后仍有可能"阴魂不散"，尽管在部分病例中，这是由于患者身体留下了永久性的组织损伤（这样的持续性疼痛通常与癌症或炎症有关，如痛风及活动性类风湿关节炎）。任何持续性疼痛都需要及时就医（然后医生们会试着找到疼痛的"元凶"），在大多数病例中，疼痛本身成了一种病。而即使是在永久性组织损伤的情况下，患者的受伤程度也与其体会到的痛感强度没有多大关系。所以，知道疼痛的本质是身体的保卫者后，我们就要开始理解疼痛的另一大真相了——疼痛，也有记忆力。

疼痛记得一切

　　这一小节中，我的鱼钩奇遇记会上演第二幕。在取下那个讨人厌的鱼钩后的日子里，我的脚掌十分酸痛，整个足弓红肿发炎，还变得碰也碰不得。在此阶段生效的是两大身体防卫机制——痛觉系统与免疫系统。受伤后的红肿是由包含组胺的肥大细胞引起的，这些家伙就是埋在免疫系统里的地雷，不断释放炎症分子，使血管膨胀（所以伤口周围才会变红），为免疫大军拓宽前往受伤现场的道路。同时，这也会让皮肤的危险感受器更加敏感，所以轻轻一碰我的脚就会产生痛觉——"痛觉超敏"可以用于形容这种非痛刺激造成痛觉的现象，它与晒伤后皮肤会变得脆弱是相同的道理。总之，它时刻提醒着伤者不要乱碰自己受伤的部位，并且对其进行保护，这些都是为了我们好。我脚底的伤口在受伤后的一周内化了脓，这说明那只鱼钩上携带着一些不太妙的感染性病原体。还好，一两周后，强烈的痛觉消失了，我的免疫系统也休息去了，生活回归正常。

　　时间快进到一年后，我与父母在暑假再次来到了这片导致我受伤的西威尔士海滩，这回的同行"贵宾"是家里两只可爱而好动的小狗——赫克托耳与琪琪。身为史宾格多犬（史宾格犬与拉布拉多猎犬的混血），它俩在状态好的时候精力旺盛，这是它们第一次见到海。为了能让它们好好地释放一番能量，我带上它们沿着3公里的长滩小跑起来。突然间，一阵剧痛向我的右腿袭来，我踩空了一小步，踉跄地跌倒在鹅卵石滩上，我立马抱起右脚底察看。跖球与足弓连接处有一道小小的伤痕，在它往下一点儿，那道小小的鱼钩刺疤还隐约可见。我甚至不确定自己流血了没有，我的脚肯定是被锋利的石头刮到了，但它完全没理由引起这么剧烈的痛感，除非我去听听人体防卫部的会议内容：

感觉部：我们收到了右足弓传送的危险信息，皮肤刚刚被尖锐的小物件划破了。

视觉部：收到，现在分享我看见的一切：主人所在的沙滩上覆盖着大大小小的鹅卵石，前面跑着两只元气满满的小动物。

记忆部：我刚查过档案，大伙儿，还记得上次主人在西威尔士的卵石滩把右足弓划伤后发生了什么吗？……

转眼间，在我什么都没意识到的同时，我的大脑就判定这道刮伤代表着危险，所以制造了强烈的痛感让我将注意力转移到保护右脚上来。这两次以后，虽然我的右脚没落下什么持续性疼痛，我还是变得有意避免在卵石滩上赤足行走。这是一个由高度敏感、轻度焦虑与风险规避构成的循环，而且这样的事情非常普遍。

与许多人足以致命的持续性疼痛相比，我的小伤痛不值一提，但重点是它们有着类似的形成过程。在大多持续性疼痛的病例中，患者们大脑的保护欲渐渐变得过分旺盛，以至于它们会在损伤消失后还继续产生痛觉。这听上去很荒谬，但如果看一眼疼痛的真相，我们就会明白它不无道理：疼痛是身体的保卫者。比如，背部肌肉拉伤是一种自愈成功率接近百分之百的组织损伤，但很多时候，出于保护人体关键器官脊髓的好意，拉伤恢复后如果背部又进行运动，大脑就会认为这对身体具有潜在威胁，再次产生痛觉，尽管实际上背部并没有受伤。又如，处理过重大犯罪或恐怖袭击的警察因高度警惕而对无辜的人进行侧写、攻击和监禁的案例总是层出不穷，我们大脑中的人体防卫部也是这样。它实在太想保护我们，才会把一切"无辜"的肌肉运动诠释成危险信号，而越是如此，它就越容易习惯性地产生痛觉，即便对应的组织损伤已经是遥远的过去式。在大多数持续性疼痛的病例中，疼痛就是这样从症状发展为疾病的，可将它变成"疾病"既不能减轻患者经受的痛苦，也不能使疼痛就此消失。但认识疼痛的真相是很重要的，并且让人充满希望。

说回那两只陪我在海滩上尽情奔跑的小狗，它们其实是搜救犬品种，8个月大时就被我的父母收养了。除了完全没接受过训练，它们看起来拥有一个快乐的童年。它俩都是十足的好奇宝宝，对来我家的所有客人都盛情接待，直到有一次我的朋友乔西初次来家里做客。那时小狗们快两岁了，一看见这位身长八尺的棕发男儿走进家门，乖女孩琪琪就变得狂躁不安，还吓尿了，受到胁迫似的朝着乔西狂吠，还颤抖着横亘在我和他之间，意图保护我。之后乔西每一次来家里她都会这么干，但她只是在乔西面前会这样。又有一天，我弟弟一位和乔西外观相像的朋友也遭到了这样的待遇。因此我们有理由推测，在琪琪来到这个世界的前8个月里，某个长得像乔西的男人曾伤害或惊吓过她或她的主人，所以和记忆里那个威胁者相似的任何形象都会让琪琪感到不安，即便他们不会给她带来伤害。冲着琪琪发火无法解决问题，那只会让事情变得更糟；可我也无法用言语对这只小狗大讲道理，我只能慢慢地证明乔西很友善，待在他身边会很安全，在我和乔西共处一室时，让她也待在身边。我还叫乔西和她那位一点儿也不紧张的兄弟赫克托耳一起玩耍，并在游戏快结束时把网球也抛给她。慢慢地，以走几步退一步的速度，琪琪开始信任乔西，在他的面前也逐渐能放松下来。最终，他们成了非常要好的朋友。

不论是把痛觉当成防卫感过强的狗狗，还是过度警惕的警察，我们都需要知道疼痛在没有受伤的情况下也能轻易出现，过度保护则往往是持续性疼痛的根源。能让我们的大脑感到安全、减少威胁感的治疗方式才是最有效、最可靠的，以愤怒或否定的态度对抗疼痛则永远不会成功，试着祛除"人体组织中的痛源"也收效甚微，或者说，它们不会产生理想的效果。现代医学讨论中，"战役""斗争"之类的比喻通常很受青睐，它们或许适用于形容身体外来入侵者（如新冠病毒）或体内细胞失常（如癌症）的情况，但对疼痛却不是如此。疼痛是我们的帮手与朋友，它既像一位医生，又像一位老师，也像一位卫士。它不是伤情的信使，而是一位守护天使。认识到疼痛总是在帮助我们，就算有时会因过度保护而有害于我们的生活，是与其共处、减缓甚至消除它的第一步。手里握紧这个简单却具有革命意义的真相，我们就能愉快地开始了解痛觉背后的故事与科学，直至踏上一条痊愈之路。

2

无痛五人组

痛觉迟钝者留下的启示

如果可以不用再面对这种耻辱带来的痛苦，我什么都愿意忍受。

——我的东非麻风病患者

你可能觉得没有痛觉的人生会很美满，但这还真说不准。

2020年5月，在被调入新冠肺炎病房工作的两个月后，我自己也不慎感染了新冠病毒。我是吃晚饭的时候发现初期症状的，向来可口的肉末茄子饼那天什么味儿也没有，撒层盐也只是在入口时微微发咸而已，于是我开始猛加胡椒，结果食物都苦得难以下咽了，却依旧没有味道。甜点也难逃厄运，我几小时前还钟情的巧克力蛋糕一下子沦为了一块除了甜腻就一无是处的糖分堆积物。

突如其来的嗅觉和味觉丧失症（新冠诱发的嗅觉缺失症）给我上了有关感觉与直觉的两课。第一课是，我们对外界的感知（如食物的味道）通常是由多个感官输入合成的，在我的经历中，形成食物口味的感官主要是嗅觉和味觉。对塑造一份美味而言同样重要的，还有温觉和视觉等其他感官系统，甚至听觉也会参与其中——科学显示，当培根更加酥脆时，人们会觉得它更好吃。[1]第二课是，只有在失去那些习以为常的感觉后，我们才知晓它们有多可贵。我享受美食的乐趣被完全剥夺了，并且能有效地警告我别去吃坏掉或不安全的食物的机制失灵了。

在医学界，通过先天或后天感官缺失者的故事，我们能学到各种感官对人类感知造成的影响。无法感受到疼痛的人们对我们来说意义深远：一方面，他们让我们挖掘出埋藏在疼痛体验下的生理机制，为止痛药的研发做出了一份贡献；另一方面，他们也是一扇窗，透过这扇窗，我们才得以观察疼痛这项复杂体验的情感、心理与社会意义。

纳维德

在巴基斯坦北部的一个小村庄里，13岁的纳维德是个小有名气的孩子。热闹的街道旁，成群结队的人们会好奇地围在一起，看他神色自若地赤脚在烧红的煤块上行走。这个环节收够了钱，纳维德就会开始舞刀表演，眼都不眨一下，慢慢地将刀刃刺入自己的手臂。这个男孩似乎完全驾驭了那本无法想象的痛苦。他在当地走红了。

当时剑桥大学的基因学家杰弗里·伍兹正好在那附近研究神经疾病。其他医生请求伍兹对纳维德进行检测，听闻了纳维德的事迹，他明白自己不能错过这位感受不到疼痛的男孩。先天性无痛症的案例极为罕见，1932年，美国神经精神病学家乔治·凡·内斯·迪尔波温曾记录了一个让他百思不得其解的病例。这位病人是位中年绅士，在各方面都平平无奇，唯有一点与众不同：他受过很多伤，却没有一次觉得痛（其中包括不小心用手枪射掉自己的左手食指）。迪尔波温当时承认："总的来说，我们目前对神经系统的了解还是太少，不足以对此患者进行神经病理学上的诊断。"[2] 70年过去，到了伍兹的年代，这种情况并未好转几分，相关知识依旧少得可怜。所以，会见纳维德是一个绝佳的机会，这不只是为了满足医者的好奇心，更是为了探明疼痛的机制，提高成功研究出治疗方法的可能性。

就在纳维德快过14岁生日的关头——伍兹教授那时正要出发去见他——男孩为了向朋友们炫耀，从家里的楼顶跳了下来。摔到地上后，纳维德毫发无损地站了起来，拍拍身上的灰就走开了。很快，几乎毫无征兆地，他便失去意识，离开了这个世界。后来大家才知道，极度剧烈的冲击给他造成了严重的脑出血，可男孩活着时甚至对头上有肿块都全然不觉。

伍兹教授在剑桥的医学团队与巴基斯坦的当地医生联系了纳维德的家人，他们发现男孩的许多家人与两位近亲同样是先天性痛觉缺失症患者。他们当中很多人都伤痕累累、骨折严重，有的已经把舌头前端咬烂了。尤其奇怪的是，尽管他们半点儿痛觉也没有，可对于触碰、压力以及温度的感知并没有受影响。

从表面来看，没有痛觉的生活似乎是一种上天的恩赐，然而先天性痛觉缺失症患者们的自述却与此大相径庭。我认识的某医生治疗过一位身上流淌着巴基斯坦血液的英国男孩（说不定他是纳维德的远亲），谈话间这位医生回忆道："我还记得，虽然他感受不到任何痛苦，却总是看起来心绪不宁、感到压抑。年纪轻轻，他就得成天把时间耗在检查身体上，确保自己没踩到玻璃或者烫着手。你还记得拔牙后嘴被麻醉，得时刻提醒自己不能喝热饮、不能吃东西时的抓狂心情吗？那孩子一辈子都得维持那种状态，太可怜了。"

与受到祝福的人生无缘，先天性无痛症患者的每一天都过得胆战心惊，生怕没有及时发现组织损伤。上述的两个案例清楚地展示了短期疼痛对我们是有好处的，它是生存的必需品。痛觉能够拯救生命，人体是脆弱的，而世间有那么多比我们强大的事物，它们尖锐、滚烫，有时还把人当食物。痛觉在发挥警报作用的同时也是一位老师，时时刻刻督促我们修正自己的行为，以防止受伤并提高存活率。少了这位老师，先天性无痛症患者就只能从其他感官学到这些，比如看见自己流血、闻到烧焦的肉味、听见清脆的骨折响，但这些还远远不够，比如阑尾破裂就不能从其他感官得知，而且可能会造成致命的后果。在伍兹教授的研究中，与纳维德同病相怜的亲戚们没有一位活到成年。

在纳维德家族成员的脑部扫描与神经活检报告中，并没有发现结构性异常或解剖异常，但当伍兹教授的团队开始分析他们的DNA时，他们发现患者们的

SCN9A基因都发生了相同的突变。[3]SCN9A基因编码名为Na$_v$1.7的钠离子通道，该通道位于支持皮肤与内部器官生命活动的神经中。钠离子通道本质上是守在伤害感受器末端的大门，它通过批准钠离子的流入来激活神经，等正电位的钠离子进入负电位的神经内部，电位间的迅速转换就会促成神经冲动。Na$_v$1.7，这个听上去不太浪漫的称呼其实很好地解释了它的功能。"Na"是钠的元素符号，会在该通道内流通；"v"表示神经元细胞膜内外的电压变化；"1.7"则单纯地象征着它是第七条被发现的钠离子通道亚型。需要注意，这一亚型几乎只存在于伤害感受器中，它也在痛觉的制造中出了一份力，因为被它激活的神经会加工肉体传来的危险信息。而当有害刺激物被检测到时，一个"发生器电位"，即神经冲动，会沿着神经移动并到达Na$_v$1.7通道，在这里增强信号，继续沿着神经向上移动，当它穿过脊髓到达大脑时，这个冲动就会正式化作痛觉。

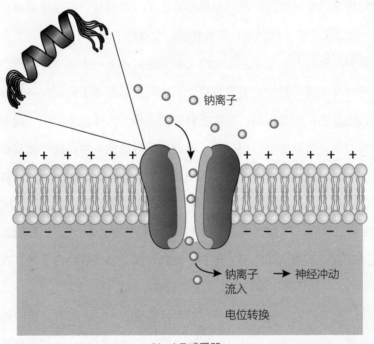

Na$_v$1.7感受器

牛津大学 2019 年的一项研究表明，$Na_v1.7$ 本质上是个能调节伤害感受器灵敏度的手柄，对某些人来说，影响这个钠离子通道的基因突变意味着灵敏度被直降到零，[4] 所以纳维德探测危险的周围神经系统才会在他双脚被灼热的煤块烫伤时保持沉默。2015 年，伦敦大学学院一团队进一步发现，$Na_v1.7$ 基因突变也能通过改变另外一个完全不同的机制来减缓疼痛。在小鼠实验与那些罕见的缺失 $Na_v1.7$ 的人体中，我们体内自然存在的一种叫作脑啡肽的阿片类物质的水平显著增加。[5] 值得注意的是，一位患者在服用了广泛使用的阿片受体拮抗剂纳洛酮后，生平第一次体会到了疼痛的滋味。治疗无痛症患者必须先让他们感受到疼痛，或许这更加彰显出了疼痛的意义。

但凡事都有两面性，既然 $Na_v1.7$ 是能通过调节疼痛敏感度进而改变痛觉的手柄，那么它的另一种变异就可能会造成与纳维德截然相反的悲剧：让人们的痛感居高不下。红斑性肢痛症也是一种罕见疾病，患者常年处于极度痛苦的状态之中，刺痛和灼痛感对他们而言是家常便饭，这种痛感来源于皮肤与软组织，常见于手脚部位，就算轻轻一按都会让他们痛不欲生。这种现象是由于他们的 $Na_v1.7$ 通道太容易被打开且太难关闭。而另一种由钠离子通道失调导致的罕见疾病是阵发性剧痛紊乱症，世界上已知只有 15 个家庭内有该基因突变的患者，他们在进食和排便时都要忍受巨大的痛楚。[6] $Na_v1.7$ 这看似不起眼的感受器已被证实是痛觉的支配者，令人痛心的是，这个结论是由广大感受器失调患者一段一段的切身悲惨经历堆砌出来的。

如果科学家们能找到某种方式来堵塞疼痛症患者们的钠离子通道，他们就相当于发现了史上需求最大、收益最高的药物。能为 $Na_v1.7$ 通道设下路障的药物会掀起疼痛医学内的一场革命，毕竟当今的止痛药不是效果不佳，就是伴随着副作用，或者有很强的成瘾性，正如阿片类药物危机让今日的美国人民处在水深火热之中那样。以 $Na_v1.7$ 为药物研究方向非常合理，因为不管是根据 $Na_v1.7$ 完全罢工的无痛症，还是 $Na_v1.7$ 过于畅通无阻导致的持续性疼痛症来看，科学研究都清晰地指明了它在探测危险中的中心地位。而且，心肌和脑细胞中没有$Na_v1.7$，这也就避免了用药对这些器官产生副作用的风险，如轻微晕眩或致命性的心律不齐。

不出意外，在$Na_v1.7$被发现后的15年内，大型制药公司都开始探索可以治愈无痛症的必杀技，但研究一直没有取得进展。这再一次向世人展示，即便有了科学理论的支持，研发一种新药物也还是难如登天。药物的重点难点在于它需要极细致的选择性，因为除了$Na_v1.7$之外，人体内还有8种结构与其十分相似但作用不同的感受器，如果药物不分场合地作用于所有感受器，大量的副作用就会从潘多拉的盒子中跑出来危害人间。其实对这些感受器同时起效力的药物已经投入使用了，例如麻醉剂利多卡因，尽管它们非常适合完全麻痹身体的一小块区域，比如在皮肤癌切除手术中使用，但如果用于全身或持续性疼痛的治疗，它们就会变得无用而危险。为了准确且单一地阻碍$Na_v1.7$通道，精确、微小的受体区域需要被辨别，这种药物生成的物质分子也要足够迷你才行。

为了找到合适的小分子，大型制药公司决定求助于一些靠击垮神经感受器为生的小家伙——狼蛛。2018年，安进公司在名字很可怕的中国地老虎狼蛛的毒液中发现了一种肽（本质上是一种小蛋白），它可以选择性地抑制$Na_v1.7$。[7]但世人要真正看到这种肽对人类慢性疼痛是否有任何临床效果，还得等上数载，花费数千万资金。就算它真的有效，也需谨慎拿捏这款神奇药物的剂量，不能把那些保护性的痛觉也消除了。人们需要时刻谨记，像纳维德那种$Na_v1.7$完全不运作的患者都非常愿意感受疼痛。也许比较稳妥的方法是取少量其他止痛药（如阿片制剂）与$Na_v1.7$抑制剂合用，这样副作用就能相对减轻。

$Na_v1.7$受体是连接外部世界与我们内部痛觉体系的大门。以纳维德为代表的罕见但重要的病例告诉我们，这扇大门不论是完全锁上还是永远敞开，都会为我们带来灾难性的后果。$Na_v1.7$的发现在过去20年内极大地促进了我们对伤害感受器的理解。然而，无痛症病例的持续发现预示着$Na_v1.7$并不是唯一能引发痛觉的危险信号传输通道。全球现在有四个先天性无痛症患者家庭的基因变异发生在另一钠离子通道——$Na_v1.9.8$。[8]来自托斯卡纳马西里的一家人里有6位成员在当地以坚韧与强忍耐力而闻名，近来他们被发现ZFHX2基因中有一种罕见的（也许是独特的）变异。[9]ZFHX2不会生成像$Na_v1.7$一样的特定受体，但它会调节与疼痛的其他方面有关的许多基因，这有望为新止痛药的研发提供新的灵感。

纳维德与其他无痛症患者的经历都揭示了痛觉对人类生存起着重要作用，对他们的观察实验结束后，我们似乎能够得出结论：没有痛觉的人生悲惨而短暂。转机出现在2019年，某人的突然到来打破了这个观点。

乔

"说心里话，我真不知道痛是什么。"这位苏格兰的七旬老人如是说。

与罕见病患者见面总是有趣的，但采访全世界仅此一位的受害者的机会并不是每天都能碰上，虽然我非常怀疑乔并不认为自己算是受害者，别说害者，可能"患者"这词都不太恰当。与纳维德相似，乔的基因突变也令她无法感知疼痛，但两人所受到的具体影响却相差甚远。

"我这人总是乐呵呵的，搞得别人有时候还挺烦我。"她叽叽喳喳地讲个不停，身上散发出的正能量特别有感染力。

乔不仅感受不到疼痛，也感受不到焦虑与恐惧，连一丁点儿都没有——当她的车冲出公路翻车时，她没有感到肾上腺素的飙升；在我们采访的前一周，当她被吊在黑山某峡谷的索道上时，她也没有特别的感受。"感觉得了无痛症，唯一不方便的地方就是我的短期记忆很差，我老是忘记把钥匙放哪儿了。不过，话说回来，这也不是什么大事儿。"

乔的基因变异是在一条伪基因（与体内某正常基因相似却不具功能的基因序列）中发现的，这条伪基因被称为FAAH-OUT。长期以来，人们一直认为这是一段无用的DNA，因为它并未携带任何基因遗传编码，但他们后来发现，它其实对调节脂肪酸酰胺水解酶基因起着关键作用。这种基因产生的酶叫作FAAH，用于分解安乃达胺——一种人体内部生成并与大麻素受体相作用的大麻素，它可以调节人类的情绪、记忆及痛觉。世上最有名的大麻素是四氢大麻酚（THC），它是大麻中最有效的精神活性成分，这和"安乃达"在梵语中"祝福"的含义不谋而合。在乔的案例中，缺乏FAAH就意味着她的安乃达胺无法得到分解。某种意义上，乔一直都像吸食过毒品般处于极度亢奋的状态。

"我觉得给FAAH-OUT基因取这个名字的科学家们还有点儿幽默感，因为流通在我血液里的大量大麻素让我能心情愉悦、无忧无虑又有点儿健忘，这么一看，我好像一辈子都是个瘾君子一样。真是奇了怪了，老兄。"

与她的病情一样引人注目的是发现该病情的方式。65岁以前，乔都没觉得不对劲，有那么4年，髋关节总容易在她走动时脱臼，医生也没有多想，因为乔从来不觉得疼，也没把这放在心上。到最后照了X光，乔才知道自己的髋关节已经患上了严重的骨关节炎，而这种病的患者通常都疼得不得了。做完髋关节置换手术后，手术医生又发现她的双手大拇指也都被骨关节炎侵蚀得不能再严重了，而这一切她全都没察觉。本来，她在因弗内斯的麻醉师就已经对这位苏格兰人有点儿吓人的疼痛阈值感到不可思议了，现在他又见到乔在人人惧怕的大多角骨切除手术中哼都不哼一声（在这个手术中，手腕会有一小块骨头被取出来），于是他立刻联系了伦敦大学学院的遗传学家詹姆斯·考克思。考克思研究无痛症很久了，伍兹初访纳维德的家庭时，他是伍兹在剑桥大学的博士后学生。

"研究人员说我有无痛症，我才后知后觉地发现，过去的许多事都能解释清楚了，"乔一边回想一边说，"小时候我的胳膊骨折过，但我是在看见自己重新长出来的骨头歪了以后才反应过来的。还有一次，我闻到肉烧焦的味道才发现自己的手不小心放在打开的灶台上了，还好我是个素食主义者。"我已经能脑补出那场景有多可怕，但乔却若无其事地继续着，"对了，其实我的脚背上现在有块方形的淤青，我都不知道是怎么来的，我绝对是把什么东西砸到脚上了。"

我无法理解，如果乔什么疼痛都感受不到，她是怎样顺利活到70岁以上，而且还能保持四肢完好的？与其他先天无痛症患者相比，乔的存活秘诀很可能和她基因变异引起的另一怪事有关。在乔的一生中，大多数伤口的痊愈速度都十分惊人，而且一般不会留下伤疤。在FAAH基因变异的小鼠实验中，有变异的实验体同样展现出了更快的伤口愈合过程。[10]这可能是因为一种通常被FAAH分解的脂肪酸刺激了皮肤细胞的增殖。

乔不仅仅是奇人，简直是个奇迹。疼痛与恐惧是引领我们在这个危险世界顽强生存的导师，一直以来被认为是生存的必需品，但乔两者都体验不到。另外，没有痛苦激励我们制造快乐来回报自己，生活就会有点儿沉闷，可乔似乎从过去到现在都对自己的生活很满意。2021年全年，她都在参与目的是让她第一次感到疼痛的实验，她本人甚至对此十分期待。没有过多忧愁是乔与纳维德等其他先天无痛症患者如此不同的缘故之一，后者表现出的焦虑水平没有像她这么低的，这很可能是因为她的CB1受体信号增强了。这是一种大麻素受体，可以被内部合成的安乃达胺和大麻衍生的四氢大麻醇激活，提高该受体的活跃程度可以减少焦虑，帮助大脑和身体更好地应对高压场合。[11]乔生动地展示了痛觉与情绪密不可分。

从纳维德和乔的基因变异中，我们可以发现疼痛能以非常不同的方式被调控。前者的SCN9A变异导致痛觉信号在神经中的大门前被拦下，而后者的FAAH-OUT变异则增加了乔体内的内源性止痛药。乔的例子佐证了安乃达胺的镇痛作用，对研发与内源性大麻素协同工作的止痛药而言是一个突破口。人们也不禁想知道，这些药物是否能塑造像乔那样的乐天派性格，治疗焦虑症和抑郁症。

遗憾的是，虽然距离FAAH基因的发现已经有些时日了，但许多FAAH抑制剂都没有发展成药物，这还不算是最糟糕的，对奇迹药物的寻求甚至曾酿成悲剧。2016年，法国一临床试验中，一种新型"FAAH抑制剂"对受试者的神经系统造成了一系列严重的副作用，导致一名受试者死亡，四名受试者脑部永久性损伤。[12]阻断一种能在身体不同组织中分解不同物质的酶是极其困难的。但希望在未来，有更多像乔这样不可思议的案例能被发现，并成为研究治愈持续性疼痛的方法的契机。多亏了她在2019年以闪电般速度吸引到的公众目光——她在国家电视台上吃苏格兰帽辣椒的奇闻也不无功劳——越来越多称自己同患有无痛症的人开始涌现，并自愿成为痛觉实验的小白鼠。很有可能，对疼痛不敏感的个体比人们过去认为的要更多。

坎迪斯

"像是保龄球砸中了我的脊椎。""就像把你的下唇使劲往上拉，好盖住整张脸一样。""我的盆骨就像地球的板块运动那样打开了。"如果你上网搜搜，或是随便问问一个生过孩子的人，生孩子究竟是一种怎样的体验，你可得做好在笑出来的同时被吓到的心理准备。当还是一名医学生的我首次接生后（说是接生，其实我只是任由一位镇定的助产士指挥我那不知所措、抖个不停的双手，我本人则怀着恐惧和敬畏的心情瞪着眼睛），我对所有经历过分娩的母亲都怀着深深的敬佩之情，生孩子是缺了毅力、耐力、勇气任何一者都无法完成的壮举。虽然每个人的分娩细节不尽相同，但大多数女性在这个过程中都要面临相当程度的痛苦，除非你是坎迪斯。

"我快生第一个小孩时紧张得要命，觉得会疼得不行，"这位北安普顿的大学助教告诉我，回忆着她的经历，"我那天在特易购商场进行圣诞采购，忽然感到下腹部传来一阵快速划过的感觉，它有点儿不同寻常，但并不怎么痛。"因为离预产期还有足足一周，此前她也有过好几次假宫缩，所以这次她也觉得没什么，买完东西就准备回家了。路上她刚好碰上一位同在产前培训班的朋友，两人顺便去喝了杯咖啡，她的同伴对生孩子实在是太担心了，所以随身带着一位社区医院的助产士。享用咖啡与蛋糕的间隙，坎迪斯觉得自己的下腹部又产生了奇怪的收紧感。"我觉得我开始宫缩了，"她告诉她们，但那位助产士完全不觉得她要生了，因为坎迪斯一直在轻轻松松地聊着天，但还是建议她先去附近的医院再说。一行人到达医院时，坎迪斯的宫口还只开了约3厘米，但10分钟后，她的宫口就开了10厘米。接下来发生的事是如此自然而又特别——"差不多宫缩了两次，我就这么把我的儿子生下来了，他像个橄榄球似的从我的体内掉了出来。"

坎迪斯知道疼痛是什么滋味，但她向来怀疑自己的疼痛阈值比身边大多数朋友都要高，而经过三次无须打止痛针的分娩后，她才确信了这一点。伍兹教授的团队对她的经历很感兴趣。2020年，他们称这很可能是由一种人体内的"自然无痛生产"基因决定的。迈克·李博士与其他研究员在英国找到了约千名首次分娩时无须任何止痛措施的产妇。[13]这些女性接受了多项疼痛体验实验，她们的前臂被装上能产生热感与冰感的热电极，同时要接受血压袖带带来的机械性压力。结果不那么令人惊讶，相比对照组，这些实验者确实有着更高的疼痛阈值，重要的是，两组人员间并不存在认知或情感能力上的差异，所以并不是这两个因素影响了疼痛阈值。这里需要点出，"疼痛阈值"是一个人认为某种刺激达到"疼痛"程度的最小值，而非"疼痛耐受力"——这是一个人可以承受的最高痛感等级。

然后，研究团队对两组人的基因组进行了测序，发现无痛分娩组成员的KCNG4基因突变率更高。该基因编码的是$K_v6.4$通道——位于伤害感受器末端、控制钾离子出入神经元的通道，就像$Na_v1.7$控制钠离子的出入一样。但是，这种突变与纳维德的情况有着极大的不同，主要体现在两方面。首先，它并不会让大门完全失效，所以基因突变者依然留有痛觉，它只是让这条通道防备性更强，所以让它打开需要更强的刺激（如分娩时的剧烈宫缩）从外围向大脑发送伤害感受冲动，让患者感到疼痛，这是疼痛阈值提升的最直接解释。其次，相比纳维德或者乔的基因突变类型，这种突变远不算稀罕，大约百分之一的女性携带这种基因变体。对该基因突变的探索不只是理论上的医学求知：假如能研发出一种专门用于调节$K_v6.4$通道的新型止痛药，它将为产妇和婴儿提供一种革命性的缓解分娩疼痛的方法，而且不会产生任何副作用，这正是目前我们缺乏的产品。

坎迪斯的案例同样反映出了基因突变对个体痛觉的影响，世界上还有很多能影响疼痛阈值与疼痛体验的基因变异类型尚待发掘。小学打群架时，大家会有意避开顿肯，一位体型巨大的红发苏格兰同学，他不仅仅比大家高至少30厘米，还号称自己之所以力量惊人，是因为"苏格兰人绝不会痛"。确实，他的拳头威力可不小。有意思的是，科学显示红发的人也许真的对许多类型的痛觉有着更高的忍耐力，如电击疼痛，但对热源性疼痛则更敏感。[14]导致这种情况的可能是黑素皮质素受体1基因(MC1R)内的变异，MC1R基因是毛发红色素的来源，与其变异相关的研究目前还较少。

彼得

"坚固的黄铜铸成我的胸膛，脆弱的陶土却堆出我的脚！"

彼得无疑是血管外科病房里最有趣的患者之一。甚至在他右脚截肢的那天早上，这位退休的英语系教授还能兴致高昂地对着围在他床前的手术医生们吟诵拜伦的话。身材发福的彼得总是面色红润，几缕油腻腻的灰色发丝搭在光秃秃的后脑勺上。作为科室的实习医生之一，我和他还挺熟，尤其是他喜欢时不时地把我召到他的病床前，教上我几句著名的俏皮话或诗句，显然是病房里的时光太单调了他才这么做。我很了解他的经历，知道他为什么必须截肢，他的故事与其他疼痛缺失引向毁灭的案例并没有太多的不同。

10年前，彼得在一次例行体检中被查出患有2型糖尿病。他的社区医生为他安排了严密的降糖计划，但彼得在计划的执行上采取了自由放任政策。6年平平淡淡地过去了，直到某个夏日的午后，他坐在温室中，发现有一道血迹紧跟着自己的脚步，在米色的地毯上分外显眼。血液是从自己的跖球下方流出的，仔细一瞧，有根两三厘米的刺扎在了那儿，而且还扎得很深。显然，彼得是在外面的花园里赤脚散步时踩中了它。奇怪的是，从那根刺扎进肉到被取出来，他完全没感受到任何痛觉。之后伤口愈合得很快，彼得也就继续过着自己修剪花园、乡间漫步的退休生涯了。

彼得不知道的是，那时他的身体就已经开始经历糖尿性神经病变，这是一种由糖尿病引起的神经损伤。血葡萄糖的高含量减缓了胰岛素信号的传导，而胆固醇代谢紊乱也导致他的足部神经和为足部输送营养物质的血管产生炎症。最先完全坏死的应该是以慢速传导伤害感受的C纤维，原因是C纤维并不像其他神经纤维那样受髓鞘（一种包围着大多数神经的脂肪物质）绝缘的保护。随后，从他的脚趾到下肢，其他神经也开始受损死亡，最后他的双脚对疼痛完全麻木。

彼得继续在牛津的郊野漫步、吟诗期间，他双脚的骨骼与关节也逐渐受损，尤其是左脚的部分。一般情况下，四肢的伤情会导致受伤的区域对疼痛异常敏感，我们的神经会用大喇叭催着大脑让我们的四肢去休养。但对许多糖尿性神经病变患者来说，已经坏死的神经根本无法发送信号。[15]就这样，彼得脚部的骨骼日益磨损，他却还在天天散步，持续的运动以及慢性炎症让他的骨骼结构越来越脆弱，直至完全断裂。在他的左脚肿胀到连登山鞋都穿不下之前，彼得完全没察觉身体里发生的一系列变化。这时他仔细看了两眼才发现，自己的脚不仅仅是肿了，整个足弓都出了大问题。彼得又一次去看了社区医生，上一次他去那儿已经是10年前，医生解释他这种无痛的足部损伤叫作"夏科氏足"，这种现象以法国神经学家让-马丁·夏科命名，本来早期是可以通过手术解决的。

医生接着检查了彼得的右脚，发现情况同样惨不忍睹。他跖球和足弓之间的皮肤上有一个直径达3厘米的溃疡孔，骨头都能看得清。如此严重的糖尿病足部溃疡可能是任何极其微小的伤口引发的，甚至可能是几年前脚上踩到的那根刺，而彼得失去痛觉的周围神经系统根本注意不到小小的伤口。糖尿病足部溃疡听起来不严重，却往往会带来糟糕的后果。利兹大学2017年的一项研究曾对多名该病病患进行了为期一年的追踪观察，到年底，只有不到一半的患者病情得到了改善，七分之一的患者只能选择部分或整体的足部截肢。[16]

彼得左脚的"夏科氏足"病例较为罕见，但无痛溃疡导致右脚截肢的过程却非常符合医学常理。世界上大概有5亿糖尿病患者[17]，而其中近一半人的周围神经系统都会因此受损。[18]对某些人来说，神经损伤会引起持续性疼痛，而彼得这样的另一些人对组织损伤的感应则会变得迟钝，或完全感应不到。这种不知情的忽视会造成组织损伤和足部溃疡，同时逐渐加重这些伤情，最终导致截肢（糖尿病足部溃疡是非创伤性截肢的主要原因[19]）并加速死亡。不只是个人，社会也为此付出了巨大的代价：2015年，英国国家医疗服务体系在糖尿病足部疾病保障上的花费比在乳腺癌、前列腺癌、肺癌三者加在一起上的花费都多。[20]如果说纳维德和乔的无痛经历反映了人体的危险探测机制的运作方式及其对人类生存繁衍的影响，那么在彼得的病例中，身体一个被忽视的小部位缺失痛觉的灾难性后果是显而易见的。彼得，是那百万无痛受害者中的一员。

安娜

保尔·希尔德和埃尔文·史丹格什么人都见过。在酷爱研究的精神科医生眼里，20世纪初的维也纳一定是个天堂。作为弗洛伊德的家乡，它不仅是精神分析疗法的摇篮，也见证了神经学等医学学科中不计其数的重大突破。享誉世界的医生相继涌入维也纳，罕见病患者也跟上他们的步伐来到这座城市。

希尔德和史丹格已经习惯了前来求医的各种奇特的病人，可安娜的出现还是难倒了他们。安娜独处时总会不断伤害自己，她会满不在乎地用毛线针猛戳自己，并且仿佛出于好奇，她会把各种小物件放进自己的眼睛里。乍一看她像是在自残，但当希尔德和史丹格系统地检测她后，他们慢慢发现出问题的其实是她的痛觉：

右掌被刺伤后，患者开心地笑了。稍稍皱了皱眉，她又说："噢，你们说痛觉啊，确实挺疼的。"[21]

尽管安娜看起来能感受到疼痛，其脸部也会做出相应的表情，但这并不让她苦恼，她也不觉得痛是一种不愉快的体验，完全不受疼痛困扰。她能够准确地描述痛觉的强度和质量，能区分戳戳手臂和强烈电击带来的不同痛觉，可她对此没有展现出任何情绪波动，既不害怕，也不讨厌。由于对疼痛没有情感反应，面对危险刺激时她要么很迟钝，要么就完全不懂得避让，所以常让自己的身体遭到伤害。安娜并非注意力不集中或者认知功能受损，她也不是什么受虐狂，因为从疼痛刺激中她体会不到快感，她只是单纯地觉得疼痛什么也不是。

在接触安娜后的几十年内，有几个类似的病例被发现了，其中西班牙神经学家马塞洛·贝提尔搜集的病例最多。20世纪80年代，他详述了六个相关患者的情况。[22]图像与尸检显示，这些病人脑部控制情感的部分或多或少都受到了损害，如杏仁体、脑岛、前扣带皮层等。由于这些损伤通常是由成年期的中风或脑肿瘤引起的，大多数病人大半辈子都在"正常地"感受疼痛。这种奇怪而极其罕见的情况被称为"示痛不能"，安娜为首个记录在案的病例。这些特定解剖部位的损伤所引起的不寻常症状，生动地证实了痛觉是感官与情感相结合的系统。示痛不能患者具有正常的"感觉辨别"通路，这使得外界信息能顺利沿脊髓（通过一束叫作脊髓丘脑束的神经纤维）向脑部传递，让大脑辨认组织损伤的来源及类型。在这之后，第二波危险信号会输入大脑并刺激调控情感的区域，这些区域一旦受损，就可能引发示痛不能。近来这个结论得到了反证，在2020年法国发表的一项有趣的研究中，学者对四位癫痫患者进行了研究，他们癫痫的发作只受到小部分脑部情感区域的影响。发作期间，他们会感到极度的痛苦，并做出感到疼痛时相应的行为，然而他们无法描述疼痛的具体细节，也不知道是身体的哪儿在疼。[23]

示痛不能者有着完整的痛觉系统与不完整的情感系统，而世界上还有一小部分人经历着相反的烦恼。[24]假如他们的手烫到了，他们对于疼痛会有不愉快的情感体验，却无法描述疼痛的质感（比如，他们分不清到底是手被烫到了还是被蜇了一下，是锐痛还是压迫疼），也无法辨别是哪里受了伤。在这种情况下，脑损伤位于形成感觉疼痛通路的区域，如初级体感皮层与次级体感皮层。

与前面四个例子不同，安娜并非对疼痛不敏感，只是对其很冷漠。示痛不能者是能够正常检测和传输危险信号，却无法拥有疼痛完整体验的神奇群体。疼痛常被错误地当作反映组织损伤的纯感官现象，但安娜的例子说明疼痛不仅是纯感官反应，还是一种感受。示痛不能现象让我们接触到了疼痛的核心：它并非感官或情感任一系统单独作用的结果，而是感觉、情感与思考的完美结合体。这确实是一种引人入胜的体验，一种促使我们保护自己身体的体验。就如同贝多芬需要几十个音乐家同时演奏各种乐器来完成交响杰作的卓越体验一样，我们也需要多个神经和大脑区域立即协调身体的各个方面来产生疼痛。这样看来，一根碰伤的脚趾和一曲交响乐其实对人类有着同样高的价值。

像上述的"无痛五人组"一样的奇人是医学研究者们极感兴趣的对象，他们正飞速扩展着我们对疼痛的理解，并为未来止痛药的研发拟出了美好的蓝图。除此之外，无痛者们还做到了一件简单却妙不可言的事，那就是揭示了疼痛是人体的保卫者这一事实。没有痛觉，我们的伤口就得不到保护，早逝的概率也会大大升高。疼痛是想照顾我们的，在努力减轻持续性疼痛对人类影响的漫漫长路上，我们依旧不能忘却这一点。

3

你注意到我了吗？

分神与想象的魔力

音乐的陪伴让你对一切伤痛免疫，这是它的魅力所在。

——鲍勃·马利

　　我平趴着，侧脸紧紧地贴着火车顶的铁皮，绿与棕织就的德国乡野森林画从我的两旁疾驰而过。在离我许多节车厢的前方，波涛般的煤烟正从火车的引擎室滚滚飘入上空。身子压低，匍匐前进，我开始爬向下一节车厢的车顶，随后他进入了我的视线——竖起的通风口后，纳粹党卫军军官的灰色外套和尖顶帽露出了一部分。下一刻我就暴露了，"警报！警报！"他惊声尖叫。子弹从他紧握的鲁格手枪中射出，精准地向我的藏身处飞来。

　　好吧，我坦白，这只是我过去某个悠长暑假里痴迷的《大逃亡》（*The Great Escape*）游戏场景罢了。但我在那一刻仿佛真的变成了拼死穿过瑞典边境的流亡战俘。我沉浸在游戏中，忘记了时间，也不知道我的家人在干什么。正当我——或者说，我的角色，反正我们现在已经融为一体了——慢慢挪上前击毙那名纳粹敌人并躲到桥下时，我隐约觉得左脚有某种不太舒服的异样，但那不足以让我分散注意力，我依然在努力琢磨着怎样才能到达火车的前端。不知玩了多久，游戏终于通关了。我重重靠回椅背，合上眼皮，到这时疼痛才向我袭来。我猛地甩了甩自己难受的左脚，看见掉下来的除了我的人字拖，还有我们家新买的那只小猫咪，很明显，它在我的大脚趾上待了有一段时间了。我低头一看，鲜红的血液已经从脚趾滴落到地毯上。也就是说，这只可爱的小猫已经对我的脚又抓又咬了至少半个小时，而我却浑然不觉。我沉浸在另一个世界中，彻底阻挡了大脑生成痛觉，虽说游戏结束后痛觉就立刻出现了。

下面播报一则好消息：注意力分散的影响没有被疼痛学者们忽略。在过去的20年间，华盛顿大学的人机技术交互实验室一直致力于用虚拟现实技术减轻人们的疼痛。烧伤患者的伤口护理疗程通常十分难熬，而虚拟现实技术的先驱亨特·霍夫曼在这里为他们打造了一个放松的空间：《冰雪世界》(Snow-World)。戴上虚拟现实的眼镜与降噪耳机后，患者便会立刻离开手术台，来到另一个世界。游戏中，玩家们会从冰川的上空俯瞰一个洒满月光的冬日世界。他们能看见毛茸茸的猛犸象在高高的雪堆里打滚，看见呆头呆脑的企鹅对着深深的冰崖下方发怔，还能看见谷底排排站的动画雪人。游戏的玩法是向身边的小动物砸雪球，砸中的瞬间，动物就会化作一阵漂亮的雪花随风飘远。而保罗·西蒙那首《你可以叫我爱尔》(You Can Call Me Al) 的欢快旋律则从开始便在耳机中播放，贯穿整个游戏体验。关于背景音乐的选择，有个非常美好的故事值得一提：歌手保罗本人曾在某次博览会上体验了这个游戏，并且爱上了《冰雪世界》里除了音乐的一切，于是他主动向霍夫曼提供了自己作品的使用权。霍夫曼的实验团队发现，玩了这个游戏以后，身体烧伤的士兵上报的痛感普遍减少了30%至50%。[1]

这项痛感上的变化是通过功能性磁共振成像技术观察出的。成像显示，牵涉痛觉形成的脑部活动在游戏过程中趋于平静。霍夫曼的团队认为，除了游戏本身让士兵分心以外，疼痛的大幅减轻也是因为士兵们更愿意相信游戏场景的真实性。出于对缓解疼痛的渴望，他们的大脑有目的地参与到游戏中来，进而被分散了注意力。早年也有证据表明，将虚拟现实和致幻剂结合运用可以加强病人的游戏沉浸感，进而加强止痛效果。[2] 人类现阶段的止痛药物都有时效不定的缺点（还伴有频繁的副作用），但虚拟现实疗法的时间可以自主控制，这就表示疗法的效果能与游戏的开始或结束保持同步。虚拟现实技术是有效的，令人欣喜的是，当前的市场需求也正在刺激该技术的发展。除非新的疼痛治疗涉及新的药物，否则除了大学之外，开发和推广新药物的动机是微乎其微的，而且针对持续性疼痛的最有效的疗法也多为非药物治疗法。虽然虚拟现实对处理急性疼痛有着显著的成效，但是目前我们还没有足够的证据显示它对慢性疼痛也是如此。[3]不过我愿意做出畅想：说不定在未来，持续性疼痛症患者能够买下为他们量身定做的虚拟现实设备，足不出户就能定期沉浸在另一个没有疼痛的世界，让游戏分散他们的痛苦。通过这种分散，他们的大脑会变得更有安全感，甚至在游戏结束后也能更好地应对痛感。

现实世界中几乎所有的疼痛都被注意力操控着。当你聚精会神地看一部精彩的电影或小说时，你并不会注意身边的事情。就在你读着本书的当下，你的大脑正自动过滤掉背景里的杂音、眼角捕捉到的一些景象，甚至这本书在你手中的感觉。现在，请将注意力集中在这本书的重量还有书封的材质上，怎么样，是不是能够感受到这些了？其实这些触觉上的信息早已在你拿起这本书的那一刻就传入了你的大脑，只是你没有意识到而已。感官上的分心也可能带来更极端的后果，有关这点我们可以看看这段"史上最英式的对话"。在1815年的滑铁卢战役中，英国贵族军官阿克斯布里奇伯爵与威灵顿公爵并肩作战。阿克斯布里奇伯爵率领一批骑兵向法军冲锋。敌军的炮火在头顶呼啸而过，轰向他身侧的士兵们，并一连炸死了八匹马。虽然筋疲力尽，但他全神贯注于手头的任务，过了很久才发现自己的右腿不觉间已被法军的炮弹炸飞了。接下来他与公爵的对话应当尽量以优雅的英式口音大声朗读出来："老天爷！公爵大人，我的腿没了！"对此，威灵顿公爵回答："老天爷！先生，您的腿的确没了！"[4]

故事的真假暂且不论，据我在位于伯明翰的一座世界领先的军事医院里与军人们的对话来看，在战火最猛烈的时候，最可怕的伤情也可能不会让士兵产生一丁点儿痛觉。这种让人难以置信的现象自人类学会打仗起就不是新鲜事了，也是伤情无法由痛感衡量的鲜明证据之一。古罗马哲学家卢克莱修曾记录，当"大流士的卷镰战车无差别地进行着屠杀，将某位战士的四肢斩落"时，"男人天性的热血"使他"无法感知疼痛"，并"不顾一切地继续投身于厮杀与战斗中"。[5]阿克斯布里奇伯爵之所以没从断腿中感到任何痛觉，也多少是因为他集中精力作战，生存的需求让他分了心。

本书进行到这里，我必须破除这些"非战即逃"情境里的某个迷信，即阻碍危险信号、进而抑制痛觉的成分是肾上腺素。虽然肾上腺素能让人的意识更集中从而不去注意痛觉，但它并不能阻碍痛觉的传导，甚至能加重痛感。真正能缓解痛感的是我们体内的内源性阿片，它与吗啡具有同样的功能，但平时一直存储在我们脑部的药柜里，默默等候着大脑降低痛感的指令。阿克斯布里奇伯爵在激战中完全没有感受到疼痛，原因不只注意力分散那么简单：他无意识运转的大脑——他的"人体防卫部"，在考察视觉和伤害感受器获得的信息后决定，比起发出痛觉让他去保护丢掉的那条腿，当下继续为整副身体的生存而战斗更具优先性。正因如此，从腿部向他脑部输送的一切危险警告都被屏蔽了。

反过来讲，如果我们的注意力更集中于潜在的有害刺激物，我们就会感到更强烈的痛感。1954年，英国心理学家霍尔与斯特莱德发现，对焦虑的受试者来说，如果事先说明中出现了"疼痛"这个词，电击疗法就会让他们感到痛苦不堪，而他们之前从未对同强度的电击表示过什么感觉。[6]注意力的偏移在止痛上发挥的巨大作用常被人忽略，其实它可以很轻松地帮助我们减轻各种各样的痛苦。让我们好好利用这一点。虚拟现实技术虽然展现出了良好的前景，但医疗护理人员也可以通过许多低技术含量的方式减轻疼痛。一项使用功能性磁共振成像技术监测受试者大脑的研究显示，如果让受试者在接受痛苦刺激的同时进行记忆任务，他们感受到的痛苦会更少。功能性磁共振成像显示，注意力的分散能够阻挡从脊髓发送的危险信号。有趣的是，被分配记忆任务的患者，若同时服用阿片拮抗剂纳洛酮，分神的止痛效果就下降了40%。[7]这表示注意力从疼痛上转移时，我们脑中的药柜会发放大剂量的阿片类物质以拦截自脊髓传来的伤害感受信号。每次我给病人抽血时都会简单地提几个问题：他们的既往病史、最喜欢的度假地、想拥有飞毯还是可以潜水的汽车……只要问的东西需要让他们思考，就相当于在为他们注射止痛药。同理，我们应该鼓励那些饱受持续性疼痛折磨的患者多多参与能分散痛觉的活动，比如听音乐、阅读、与他人一起喝茶聊聊天，并尽力为他们营造这样的机会。

"闭上你的眼睛，像往常一样呼吸……"

你即将看到的是我，一位从主张理性质询、实证收集与——不好意思，迂腐犬儒主义的典型西方大学毕业的医学生开始接受催眠。自打我能记事起，肠易激综合征就是我生活的一部分。下腹痉挛与抽痛是我的老朋友，他们多数时候有点儿烦，偶尔还厉害得让我痛不欲生，吃药和饮食调理都没有用。肠易激综合征是一种复杂且还未被完全探明的病症，但很多证据表明它是由肠脑轴的紊乱引起的。我读过的很多文献都倾向于认为肠易激是由高压的心态造成的（对我来说，我的高压诱因是学术生活的精神压力与医院的轮班）。在我的研究中，一种似乎能有效治疗肠易激综合征的疗法被不断提及，而这种疗法，我在医学院待了6年从未听说过，即催眠疗法。

催眠在那之前留给我的印象是搞笑且邪恶的。从舞台上晃动着怀表的所谓催眠师到电影里控制人心的大反派，无一不是如此。谢天谢地，我的催眠师保罗并不属于上述任何一种。保罗是一个和蔼可亲的人，穿着看上去活力十足的衬衫。他带我去了他在牛津郊外的诊所，那是一个以低调的浅灰为主色调、装潢简约的房间，具有平静人心的力量，早秋柔和的阳光透过百叶窗照射进来，房间里找不着电视剧里会出现的怀表。我在一张看起来很舒适的蓝灰色椅子上坐下，把脚放在铺着的仿兽皮毛毯上，保罗则坐在我对面的沙发上。保罗告诉我，催眠疗法改变了他的生活，所以他进入了催眠行业。自己的成长经历为他留下了深深的创伤——他的母亲是一名患有双相情感障碍的酗酒者，所以他每天都在担心下一秒母亲就会离开这个世界。他先是觉得心理咨询很有用，但在他借由催眠来戒烟时，他体验到了更为震撼和强大的某种内心转变。经此一试，他下定决心要学会这种强大的疗法。经过数年的研习，他终于打造了一家自己的催眠诊所，从焦虑、成瘾、恐惧症到疼痛，他的催眠疗法能解决许多问题。

"轻轻呼气、吸气，然后感受你胸部与腹部的运动……你会注意到，当你呼吸时，你的两肩抬起，抬起的两肩会带动你的二头肌与三头肌。去用心感受这一切，然后在你呼吸时放松……"

通过柔和的话语，保罗将我的注意力引至我的全身。我感到，那些过去我从未注意过的感官正在有序地点亮一个个火炬——我双足的重量、我呼吸的声音，还有我后颈与喉咙深处不同的温度……

"现在，开始倾听围绕在你身边的声音……从你进入房间的这一刻起，墙上时钟微弱的嘀嗒声、空调的气流声、窗外车辆的嗡嗡声就都进入了你的双耳。每一天，你毫不费力地听见生活中所有的声响，但你从未特意关注这些声音，因为你的大脑希望你把精力献给那些它认为更重要的事……那些你教会它认为是更重要的事。"

那一刻我完全地放松了身体，却被他的每个字牵动着心弦。保罗引导我的关注点落在我的一切想法上，不论它们是好是坏，是令人紧张还是放松。他告诉我，我不需要对其中任何想法给予过多的思考，我只需要注意到它、观察它、接受它就好，或者我也能把它当作分针转动时发出的那种杂音。接着他又转回身体上的感官，让我注意自己痉挛且酸痛的腹部，用形象的描述来改变我看待自己痛苦的方式。

"在脑海中描绘出你的肠道……把它看成一条河流……现在，它可能是一条激流，但试着把它想象成温和的泰晤士河。它缓缓流经牛津，河面上，悠游自在的平底船正轻轻地向河流下游漂去。"

催眠术是西方最古老的对话疗法之一（在医学界，它更常被称作"心理治疗"）。但它发展的起点并不乐观，如今也没完全得到改善。人们通常把18世纪不拘于传统的德国医生弗朗兹·麦斯麦誉为"现代催眠之父"，英文中的动词"施催眠术"（mesmerize）就是从他的名字衍生而来的。麦斯麦相信，所有生物都由一种不可见的自然引力联系在一起，他把这种自然力称为"动物磁力"，所有的疾病都是因这种磁流被中断而产生的。他会坐在病人的对面，两人双膝相碰，麦斯麦会来回按摩患者的身体，有时持续数小时，直到病人晕倒或开始痉挛，据他称这能治愈病人。麦斯麦搬到巴黎后很快声名鹊起，同时引燃了医学界和科学界的怒火。1784年，国王路易十六任命一个由9名顶尖科学家组成的研究小组研究动物磁流说，美国国父本杰明·富兰克林与氧气发现者安托万·拉瓦锡也是其中的成员。在进行一系列细致的实验之后（这也是医学史上最早的实证研究之一），这支队伍全盘推翻了麦斯麦的理论。但他们很可能和现代医生犯了一样的错，仅仅是因为无法准确解释催眠术的原理（某些解释确实从科学角度来看不太具说服力），他们就忽略了至关重要的那个事实——催眠术确实在很多情况下对很多人是有用的。本杰明·富兰克林的概括值得我们回味："动物磁流只是慢慢扩张想象力的艺术。"[8]动物磁流说显然只是伪科学，但如果能利用想象的力量缓解痛苦，那又何乐而不为呢？

直到近年，催眠疗法的奥秘才渐渐被人探索，催眠也开始被认为是一种科学、合理、可用于治疗多种疾病（包括某些形式的疼痛）的方法。但催眠的形象并没有得到改善，因为它的原理仍然很难解释。如果找10个催眠师和10个科学家问什么是催眠术，你恐怕会得到20个不同的答案。大多对催眠的定义都重复着"能改变对方的精神状态，使其更容易听从暗示"这一主题。在催眠状态下，人们的注意力高度集中于某一件事物或某一个想法上，由于沉浸在单一事物中，他们的边缘意识会减弱或关闭，某种意义上这也属于一种分心。注意力受到控制高度集中，杂念和其他会占用注意力的感觉就会减至最少。催眠中经常用到的一个词是"剥离"，意思是意识的不同部分彼此分离，我们的大脑可以在意识不存在的情况下听取或回应暗示。这也解释了为什么一些人被催眠后可以在无意识的状态下遵守指令。

很可能你都没有意识到自己有多频繁地进入催眠状态。仔细想想，你有多少次下班开车回家，却完全不记得路上发生了什么？就好像开车的是你体内另一个无意识的司机一样。场景转换，你在一个热闹的聚会上，但你的耳朵好像能有选择性地接收和你聊天的那个人的声音，把背景里的杂音全部过滤掉，直到不远处的某个人突然在谈话间提到了你的名字，你的注意力又能瞬间转向他，仿佛你的脑内有个藏在意识背后的人一直在监听着那段对话一样。

多数催眠师认为催眠分为两大关键阶段。首先是"诱导阶段"，保罗让我闭上眼睛放松，并把注意力完全放在他的话上。而接着在"暗示"阶段，他又用言语和想象帮我从新的视角正视并解决我的腹痛。通过暗示，被催眠的对象能身临其境地体验想象中的活动与画面。关于催眠，保罗最爱的定义之一就是"让人信以为真的想象"，为了给我展现想象力对身心的巨大影响力，他给我做了催眠界的"酸柠檬测试"。只要你此刻能安全地闭上自己的眼睛，你也可以进行这个测试。仔细地阅读下面这一段，然后闭上双眼，生动地想象这段文字所表达出的画面：

　　想象你就站在自家的厨房，还原这里日常的场景、声音和味道。然后，请径直走向冰箱，打开冰箱门，在底层的那个架子上，你会看见一个柠檬。它是一个完美的柠檬——形状规则，色泽均匀。将它拿到手里，感受它在你掌中的重量，抚摸它表皮的蜡质，再把它放到你的鼻子下方，轻轻嗅一下柠檬专属的那种清新香气。接下来，请把它放在砧板上，用刀将它从中切开。在被切开的柠檬间任意选择一半，将它送到嘴前，想象微微溢出的汁水沿着你的指间流下。现在，咬一口，好好品味舌尖柠檬汁的酸涩与浓烈。

如果此刻你的嘴里开始变得湿润，那就说明你是更容易被催眠暗示引导的那一类人。有一点很重要，在催眠学与其医学运用（催眠疗法）中，个体对催眠的反应是有差异的。10%至20%的人极易被催眠，而几乎一样多的人对催眠没有任何反应，剩下的则处于二者之间。不过，对那些至少能够产生一定反应的人来说，深入潜意识的暗示与想象依旧有着改变身心的作用。比如，就算你很用力地对着自己的唾液腺下令，让它活跃起来分泌唾液，它也不会乖乖听你话，但单纯想象出一个柠檬却有可能达成这个目的。

催眠结束后，我感到平静而自信。之后的每天清晨，我都会留出10分钟闭上眼睛，静静聆听我们那次会面的录音。在催眠结束后的几周里，肠易激综合征发作时我依旧能感受到那种痛，但对其正面的联想开始让我有了不一样的体会。通过一面美好的透镜，我的痛觉似乎渐渐变得没那么糟糕。我好像能后退一步，作为一个观察者看待自己的疼痛，而不是把它当作某种威胁。想到保罗的很多客户都期望通过催眠克服他们的恐惧症，我不禁好奇催眠在我和他们身上是不是以相同的方式起着作用。疼痛就像一只丑陋、看起来很危险的蜘蛛，但我逐渐学会将它看作一位无害的朋友，现在的我会轻轻捏起它，把它带到花园里放生，而不是逃出房间或者用报纸拍死它。几星期过去，几个月过去，就在我写下这段经历的此刻，我的肠易激综合征已经完全不再犯了。

催眠疗法对我似乎很有用，并且我显然不是个例。据可靠研究，它能让一半到四分之三的肠易激综合征患者大幅减轻痛感。[9,10]在我体验过催眠后，我觉得催眠确实具备某种不同寻常之处，那是某种能改变人们对疼痛的看法并安抚持续性疼痛患者的东西。但我依然遇见过太多同事力争如下观点：催眠毫无特别之处，它并不是一种确切的心理状态，催眠疗法的效果能用其他原因解释。常见的推测是催眠疗法只是通过安慰剂效应发挥作用。令人信服的医师、光线柔和的房间、缓和心绪的宽慰，这些都能增强患者治愈的信心，催眠本质上是自证预言①的实现；另一种理论则认为，催眠不过是赋予了病人一个角色，促使他们对社会压力与暗示做出反应；还有人相信催眠只是通过让人放松而降低了他们的痛感。但是，从怪诞却巧妙的实验到尖端的神经影像，大量证据表明，被催眠时，我们的大脑内部确实发生着有意义的变化。

一些关于催眠疗法对疼痛症效力的早期研究发现，催眠疗法的确有特别之处。1969年，宾夕法尼亚大学的心理学家们设计了一个严密的实验。实验中的受试者会感受到血压袖带膨胀给其手臂肌肉带来的疼痛。研究人员发现，催眠状态下的受试者，尤其是那些易受催眠暗示的人，其痛感有所减轻，疼痛阈值也大大提升。[11]除了催眠外，研究员也会给受试者用安慰剂，对他们称这是强效止痛药，但这种做法的效果远不如前者明显。安慰剂效应必定是催眠疗法效果的一环，但又不止那么简单。几年之后的某项研究更是为催眠疗法的生效提出了惊人也有些瘆人的可能解释。易受催眠影响的受试者能通过"自动书写"回答问题，而他们的意识并未参与到这个回答过程中。1973年，斯坦福大学的知名心理学家欧内斯特·西尔格德对年轻女性丽萨做了一项测试。他先让她把手放入冰水中，不出意外地，她觉得手被冻得疼极了。[12]接着，西尔格德引导丽萨进入了催眠状态，再把她的手放进冰水，这一回她丝毫不觉得疼痛。然而，当被催眠的她嘴上描述着自己多么放松时，她正在自动书写的另一只手却一直写着自己十分痛苦，这与她并未被催眠时的状态是一致的。从加快的心率与升高的血压分析，她的生理特征也显示出她陷于痛苦与不安之中，尽管她主观上并不这么觉得。西尔格德推理，她的痛感与她的意识被剥离了，所以尽管她脑中的某些区域对手部传来的危险信号做出了反应，同在脑部的另外一些区域却

_____

① 一种心理学上的现象，指人会不自觉地按已知的预言来行事，最终令预言发生。——译者注

产出了无痛的主观意识。

在20世纪与21世纪之交，哈佛大学与斯坦福大学的科学家们应用新技术揭示了催眠暗示的力量。[13]在一项研究中，研究人员为受试者展示了一系列彩色图与灰度图。诡异的事发生了，当受试者在催眠状态下被告知眼前的灰度图是彩图时，他们真的看见了颜色。反过来，当研究人员用言语暗示他们眼前的彩图是灰度图时，在他们眼中图像真的失去了色彩。需要强调的是，只有极易被催眠的受试者才会产生这样的反应。让这项研究更丰满的是功能性磁共振成像技术的参与，扫描结果显示，进入催眠状态时，只要受试者被告知看到的图片有颜色，无论事实如何，他们大脑中处理彩色图像的区域都会被激活。在催眠中，所想即为所见。

该研究完成的几十年后，脑部成像技术的发展让我们得以潜入催眠奥秘的更深处。2016年，由斯坦福大学精神病学与行为科学系教授大卫·施皮格尔领导的团队用功能性磁共振成像仪探索了极易被催眠者的大脑状态。[14]他们发现了催眠状态下人脑的三个关键特征。第一，突显网络的活动会减少——某件事物令人过于专注，从而忽略了其他的一切。当你全神贯注于激动人心的电影、书籍或电子游戏，而不太注意周围的环境时，这种情况也会发生。第二，前额叶脑皮层与默认模式网络这两个大脑区域之间的联系会减弱，这表明人的行为和意识是分离的。被催眠时，你不会思考，只会行动，就像你下班回家时，开车的是体内另一位"无意识的司机"一样。最后也最令人惊讶的一点是，团队发现，前额叶脑皮层与脑岛之间的联系会增强，这表示着人的身心控制能力也在加强。在传统印象中，贪婪的催眠师能随意操控人心，让被催眠者晕倒在地或者滑稽地学鸡叫，所以被催眠者相当于失去了对自己的控制，但这并不属实。催眠实际上提升了被催眠者的身心掌控能力，让他们更轻松地左右自己的感知，包括痛觉。这项调查很可能发掘出了催眠对持续性疼痛产生治疗效果的原因，且表明原因不只是注意力的分散。

功能性磁共振成像技术还帮助确定了催眠在阻拦大脑痛觉传导方面的作用。2005年，艾奥瓦大学的研究者发现，身处让人受不了的高温环境中时，被催眠病人的痛感会大大减轻，其脑部痛觉相关区域的活动也大大减少，尤其是初级躯体感觉皮层——一个帮助人们寻找痛觉来源的部位。[15]有趣的是，还有证据显示，催眠能通过压抑脑部感官控制或情感控制区域的活动来降低痛感，具体哪个区域取决于催眠师使用的词汇。蒙特利尔大学的一项研究发现，情感导向型的催眠暗示会让受试者觉得热源刺激不那么难受，即便疼痛的程度没有改变；[16]而感官导向型的催眠暗示会产生相反的结果——受试者们觉得痛感降低了，但情绪上却依然很不愉快。看来，有效的催眠暗示需要同时协调疼痛的这两种构成元素。

要完整地了解催眠活动背后的神经科学，我们还有很长一段路要走。各执己见的辩论还会继续下去，催眠也可能永远甩不掉神秘的标签。但有一点是能够确定的：对患有不同疼痛症的很多人来说，催眠疗法是可行的。大量实验数据表明，催眠和催眠疗法对缓和短期疼痛与部分持续性疼痛的效用是具有科学依据的。[17,18]催眠能有效减少儿童在手术中感受到的疼痛，[19]研究表明，它以最低的成本降低了手术患者对阿片类药物的使用需求，甚至降低了全身麻醉的需求。[20,21]另一项应用"催眠分娩"，即通过催眠缓解分娩痛感的实践，也得到了医学理论的有力支持。[22]一项对患有肠易激综合征和功能性腹痛（同为原因不明的疼痛症）儿童的长期研究发现，催眠疗法的效果非但不假，还能长期维持。[23]

这些研究告诉我们，催眠疗法不只是安慰剂，还能改变我们的思维模式，训练大脑摆脱疼痛。在传统医学方法都不管用的时候，对肠易激综合征展开的催眠疗法卓有成效，以至于英国国家健康与临床卓越研究所也亲自盖章认可了它，对一项"辅助性"的疗法来说，这并不是常能获得的荣誉。2020年10月，一项随机对照实验也指出认知催眠疗法（结合认知行为疗法的催眠）对缓解持续性疼痛十分有用，且要比单独使用认知行为疗法或催眠疗法效果更佳。[24]催眠疗法也能解决焦虑、失眠、创伤后应激障碍等可能加剧痛感的问题，从而间接缓解患者的痛苦。

在几个疗程之后，患者就能轻松地学会自我催眠疗法，经常运用的话，这能够改变一个人与疼痛的关系。在最好的情况下，自我催眠能彻底消除急性疼痛。世界上有一群看似有超能力的人，他们能自如操控自我意识，阻拦周围神经系统传递的危险信号，比如希腊的火上行走者和北欧的冰泳者。1982年的一项研究调查了一名印度苦行僧，他在两小时的集中冥想后能进入心中无物的状态，此时用大头针或匕首穿刺他的肉体，他完全感受不到疼痛。[25]他入神状态时的脑电图明显显示有"θ波活动"。θ波这种大脑活动类型与精神高度集中和记忆提取关系密切，也常在被催眠者的大脑里出现。[26]那位僧侣过人的本领对大多数普通人而言遥不可及，也离不开经年累月的训练，但我们却能从他的案例中看见人脑强大的调节痛觉的能力。

不过我们也不能忘记，催眠疗法的效果因人而异，它并不是对所有人都奏效。我们还需要分类更加明确、更加个性化的催眠疗法，在向社会推荐这种疗法之前，我们需要确定适合这类疗法的目标人群，并为不易被催眠的患者提供其他疗法。虽然催眠疗法被遗憾地看低，在主流医学中不受重视且研究不足，但我相信它能让更多长期受疼痛困扰的人慢慢地破除造成他们病症的心理原因，并重新开始充实的生活。

或许催眠疗法发展的最大阻碍就是社会对它的成见。在我最初担任实习医生期间的一次外科查房中，我们决定让一位年轻男子出院。开始，医生们怀疑他是阑尾炎发作，但很快我们就搞清楚了，这显然是位肠易激综合征过于严重的患者，于是外科医师完全失去了兴趣。此前这位患者做了很多医学检查，也试过许多治疗方法，结果都没用。当我建议顾问医师可以为他安排一次催眠疗程时（当时我刚好为治疗自己的肠易激综合征查阅了不少相关资料），他不屑地笑了一下，用确保他所有实习医生都能听见的音量说道："哈！所以弗洛伊德的病终于有办法治了，我们还能把他肚子疼当成恋母情结的症状呢！[①]"说罢，他抬眼扫了一圈周围昏昏欲睡的外科医生们，确保他成功让他们笑了出来——虽然大家只是出于礼貌。尽管现在大多数医生已经不再把催眠疗法看作江湖医术，但他们还是不停地指出该疗法还没有充足的随机对照试验参考，科学依据不够。就研发药物而言，随机对照实验的数据就是铁律：医生和病人都不知道手里的哪组是真药物，哪组是安慰剂，排除了安慰剂效应的可能性。但这在催眠疗法的实验中行不通，毕竟你不能在对方不知情的情况下进行催眠，何况暗示与预期也是催眠成功的关键因素。此外，催眠疗法无法获得专利，可想而知，外界也就没有资助相关研发的利益动机。

随着催眠疗法与虚拟现实技术不断在医学实验与实践中展现出自己的价值，二者的结合会带来怎样的新变化成了一个激动人心的话题。某些中心所做的尝试呈现出乐观的前景。来自法国斯特拉斯堡的麻醉师与催眠治疗师曾共同研发一个叫作虚拟现实催眠的项目，患者戴上虚拟现实眼镜后可以选择他们喜欢的任意场景（如幽静森林、水下世界、热带沙滩或沉寂太空），之后，一阵柔和的声音会念出针对他们病症撰写的催眠稿。该项目可在手术中使用，也可在术后用于减缓疼痛。与那些接受标准护理的儿童相比，在术后72小时内接受20分钟虚拟现实催眠的孩童只用注射约正常量一半的吗啡，同时他们的留院观察时间平均减少了足足21个小时。[27]催眠是世界上最古老的心理疗法之一，而虚拟现实是世界上最新的技术之一，二者都清楚地反映了注意力、分神与想象力是疼痛这幅拼图的重要碎片，它们的应用为缓解疼痛提供了切实的希望。在唯一的镇痛方法尚只有通过药物或手术麻痹知觉的当前，这些疗法鼓励患者以既好玩又好用的方式重新触及他们所在的这个世界。

---

① 弗洛伊德，奥地利心理学家，主张所有男孩本性都具恋母情结，据称他也是肠易激综合征患者。——译者注

4

预期效应

安慰剂、感知与预测

信医者，其愈也速。

——盖伦，公元2世纪

把手连上电刺激治疗仪的那一刻，保罗·伊万斯简直高兴得要发疯了。多年来，这位广播节目制作人一直被严重的纤维肌痛缠身，频繁的发作令他的身心都受到了巨大的摧残，"我感觉糟透了，体内的每个关节都在发痛"[1]。在苦苦寻找缓解疼痛的治疗方法的过程中，他听说电刺激疗法不错，也查到了一些证据。他来到《晒出你的疼痛》（*Airing Pain*）——一档由英国慈善组织"疼痛关怀"开设的广播栏目，谈起将电击板连上自己皮肤时的快乐："试过一次，我就被它超棒的效果惊呆了！它让我感到放松。"保罗似乎找到了一剂止痛的灵丹妙药，但他接着补充道："过了3个月我才发现电疗仪从来没插上过电。"

保罗误打误撞接触到的是安慰剂的力量。安慰剂效应和疼痛一样让人摸不着头脑，它是一扇观察疼痛本质的窗户，它反映出疼痛只是人脑根据情境做出的决定，而且通常是在人们没注意到的时候做出的。要真正厘清安慰剂效应的奇妙之处（及其与疼痛的关系），我们必须首先定义这个术语。安慰剂本质上是某种看着能治愈疾病的药物或医疗手段，实际上却无任何效果的东西，例如伪装成药片的糖丸、伪装成点滴的生理盐水和保罗没插上电的治疗仪。而安慰剂效应，就是我们的大脑针对"身体已经接受了治疗"这一情境生成的反应。

英语中的"安慰剂"（Placebo）一词直接源自拉丁语，它在拉丁语中意为"我愿意"，这个词在英语中名声不好。在中世纪的欧洲，丧礼上的赞美诗常以"我愿意"开头，当时很多骗子会为了蹭饭而去葬礼上唱诗。很快，这个词就变成了"马屁精"的同义词。《商人的故事》出自杰弗雷·乔叟的《坎特伯雷故事集》，是一个14世纪的故事，里面一位名为"Placebo"的虚伪商人总是附和、谄媚自己的兄弟，从来不给他提任何建议，也从来不表现出抗逆，让他的兄弟做了很多糟糕的决定。[2]虽然"Placebo"这个词在英语中不再用来形容奉承者，但其有关"虚假"的意味已经延续到了医学界。

百年又百年，无效药物和虚假治疗对患者身体的影响和在缓解疼痛方面几近超自然的能力一直令科学家迷惑不解，也让安慰剂效应更加迷雾重重。1954年《柳叶刀》（The Lancet）刊登的某篇论文声称，安慰剂只是一种心理作用和精神安慰，对那些"不聪明、精神失常或心智不健全的患者"尤其有用。[3]至今还有一些医生称安慰剂效应都是假的，病人们只是被骗了才觉得自己有所好转而已，实际上病情并无任何改善。[4]但大多数现代研究证据都表明事实并非如此——安慰剂能改变我们的大脑，并借此改变受大脑控制的症状与疾病。过去几十年进行的一系列有趣的研究表明，安慰剂效应触及了疼痛体验的核心，并有可能彻底改变人类治疗疼痛的方法。

不是只有糖丸和生理盐水才叫作安慰剂。大约千禧年之初，休斯敦一群骨科医生决定大胆地开展一组"安慰剂手术"，这次尝试后来成了里程碑式的研究。[5]在那个年代，关节镜清创术是最常见的骨科手术之一，医生会切开患者的膝盖、打开膝关节并清除发炎组织、少量的浮游软骨与松动的骨骼。该手术的目的是减轻膝骨关节炎给患者带来的疼痛，成功率很高，但医生们也坦白其中的原理尚不明确。他们决定将180名患有疼痛性膝关节炎的患者分组，对其中一组进行常规手术，对另一组则做了一场假手术——将他们全身麻醉后，在膝盖的皮肤上切开一个切口，之后什么也不做。意外的是，两组患者的手术效果一样好，不仅如此，在试验后两年的随访中（此时患者依旧不知自己做的是真手术还是假手术），安慰剂手术组的患者竟然给出了更积极的反馈。由此可以得知，这项手术的止痛效果并不源于身体组织的变化，而是源于由预期与希望引发的脑部变化。

最近的一些研究支持这些发现，甚至提出，在治疗膝骨关节炎带来的疼痛方面，锻炼和手术有着同样的效果（韧带损伤必须手术处理的情况除外）。[6]安慰剂手术并不仅限于关节镜清创术，2014年的一篇综述论文提到，在总计53场对照组实验中，有半数实验内的安慰剂手术效果能与真手术媲美。[7]我们可能会因此得出那些真手术没用的结论，但这是错的，两种手术只是在以不同的方式帮助着病人，真手术修复了患者体内的组织损伤，而安慰剂手术则触发了安慰剂效应。如果我们能利用安慰剂的力量（最好不再以假手术这种有一定风险的形式），疼痛药物的研究一定能够获得真正的进展。"无为而疗"的原理需要探明。

2004年，哥伦比亚大学的托尔·瓦格及其团队想利用神经成像技术查明安慰剂效应发挥作用期间究竟发生了何种脑部活动。他们让实验志愿者接受电击，同时用功能磁共振成像扫描仪观察他们的大脑活动。电击进行时，志愿者大脑中对疼痛敏感的区域（丘脑、前扣带皮层、脑岛等）不出意外地亮了起来。电击前，当工作人员为志愿者的皮肤抹上安慰剂止痛霜，并告知志愿者这种霜能减轻疼痛时，这些区域的活跃程度就会降低。[8]至此，安慰剂效应与脑部痛觉活动的相关度已经得以显现，但瓦格还想知道为什么会这样。几年后，他的团队使用正子断层扫描检测了志愿者脑内阿片受体的活动，[9]他们发现安慰剂治疗能增加阿片类物质在脑内痛感区域的释放。也就是说，仅仅是期望疼痛能得到缓解，相信自己的痛感会降低，就足以让我们的大脑打开它的药柜，释放出大剂量的阿片类物质，如内啡肽——本质上是不会令人上瘾的吗啡。瓦格的实验也进一步证实了先前的研究结论，包括1978年的一项开创性研究，该研究表明，阿片拮抗剂纳洛酮会消除安慰剂效应。[10]另一项2009年的研究也表明，纳洛酮能抑制前扣带皮层、中脑导水管周围灰质等重点痛觉区域分泌阿片。[11]

大脑的其他物质也会受到安慰剂效应的影响，自然止痛药的分泌就是一种，如大麻素——人体自动分泌的可以缓解疼痛的大麻提取物。[12]当预料到疼痛来临时，安慰剂也能促进大脑奖赏回路中的重要构造伏隔核分泌多巴胺，这是一种与动力和愉悦感密不可分的物质。[13]奖赏回路越被激活，止痛的预期越强，安慰剂效应就会越明显。这些研究的非凡意义在于，它们展现了安慰剂并不是通过欺骗防备心较低的患者们，让他们想象好转而生效，而是真正在大脑中释放出强大的止痛物质，和药物治疗产生作用的路径是一样的。遭到疼痛刺激的人服用安慰剂时，本应输送至脑部的危险信号会被大脑的下行抑制通路抑制。这种自动产生的止痛物质和让酣战中受伤的士兵痛觉减轻的止痛物质是一样的。也有证据显示，安慰剂效应在脊髓层面就能阻止危险信号的移动，所以它永远到达不了大脑。[14]

注意，我们不能搞错这里的因果关系。帮助我们的不是安慰剂——某种无效物质，而是我们自身的大脑。是我们对治疗的信任让大脑愿意开放它的药柜，所以在安慰剂效应中真正发挥作用的是预期。这一点看看安慰剂的"尊卑等级"就能明了，不是所有的安慰剂都享有平等的地位。注射生理盐水的止痛效果就要比糖丸更好，[15]而假手术比前两者都更胜一筹也并不让人意外，昂贵的安慰剂比便宜的更有效。[16]治疗者的行为也影响安慰剂的效果。医生干预越多，患者越相信正在接受的治疗有意义；医患关系越融洽，患者对止痛的预期就越高，实际的止痛效果也更好。这可能就是那些融入了思考、充满仪式感、互动性更强、安排更紧凑的疗程如此有效的原因。

一项在德国开展的大型试验发现，伪针灸（医师不将针扎进皮肤，且有意将其放在错误部位）的止痛效果和真针灸一样好。[17]该实验还神奇地发现，不论是伪针灸还是真针灸，止痛效果都要比传统的治疗方法更佳，后者包括止痛药或者非药物性治疗。即便针灸中唯一的有效元素是患者的信任，它显然对一些人有缓解疼痛的效果，特别是那些接受了传统治疗方法却没有什么效果的人。在此需要声明，这并不代表我推荐大家通过针灸缓解持续性疼痛，因为推崇某种效果取决于预期的疗法是欺骗性行为，更不用提这种疗法成本较高，疼痛者在过程中也只能做一个被动的病人，而非自信地去主动掌控疼痛的人。然而，尽管我们在竭尽全力寻找有实证支撑的疗法，完全不顾信念、预期与信心的作用也是不负责任的，医患间的互动能增强止痛效果就说明这些主观元素也很重要。可以理解的是，医生们（包括我自己在内）都希望在只有试验证明新疗法比安慰剂效果更好的情况下，才会使用新疗法，不论这种疗法是含有"有效化学物质"还是能触发人体止痛的机制。安慰剂在临床试验中常常与失败联系在一起：要是一种新药物在早期试验中的效果连安慰剂都不如，那么它在最初的起点就已经被淘汰了。不过，把安慰剂当成最低的比较标准相当于低估了预期本身减轻痛苦的力量，我们正因此而错过某些珍贵的发现。就算只是通过心理作用生效，疼痛得到了缓解就是缓解——无论怎么看，这都是一件好事。

信念在疼痛减缓过程中扮演的角色或许也可以解释另一个有趣的现象。位于蒙特利尔的麦吉尔大学的杰弗里·莫吉尔教授与其团队在分析了1990年至2013年的大量临床试验数据后发现，在这23年间，美国的安慰剂效应增强了，而欧洲和亚洲的则没有变化。[18]造成此差别的原因尚不明确，但日益增强的安慰剂效应使制药公司更难证明他们的新药有效。实验团队注意到，美国的临床药物实验规模不断扩大，时间跨度不断拉长，别的国家则没有这种情况。或许，架构完善、资金充足的长期实验能让安慰剂组实验者更加相信他们拿到的药物是有效的。又或许，这是因为美国是全球唯一一个药物直接面向消费者宣传的国家，这加强了消费者对药物的信任，提升了他们对药物效果的预期。尽管这让制药公司头疼，它进一步证明了在治疗中给予患者充足的时间与关注能够提升止痛效果。

越来越显而易见的是，医生能够对疼痛症患者产生的影响力是巨大的。首先，看到别人给你开出止痛药这件事本身就具备镇痛效果。如果止痛药是以输液形式注入，比起让电脑监测全程，留下什么也不清楚的患者一个人等待点滴结束，医生在一旁解释注射的是止痛药能使止痛效果提升50%。[19]医生的自信程度也对安慰剂的效力起着关键作用。一项奇妙的智齿实验就完美地说明了这一点。实验中，拔完智齿的病人可能获得三种止痛药中的任何一种：第一种是芬太尼，一种强效的类阿片止痛剂；第二种是纳洛酮，一种绝对没法止痛的阿片类拮抗剂；第三种是生理盐水，即该实验中的安慰剂。一组牙医被告知他们必须给病人使用芬太尼或者生理盐水，另一组则被告知他们必须给病人使用纳洛酮或生理盐水。两组实验者的止痛效果对比结果非常惊人。在牙医们认为患者会有一半概率注射芬太尼的第一组，使用安慰剂的病人感受到的疼痛减少了30%；而在牙医认为病人注射芬太尼的概率为零（因为病人只能用到纳洛酮或生理盐水）的第二组，使用安慰剂的病人感受到的疼痛反而增加了20%。[20]信心是具有传染性的，患者能察觉到语言之外的微妙线索，他们对止痛的预期也会因此受到极大影响。

辨别更易受安慰剂效应影响的人群特质也是价值极高的一大课题，这既是为了更好地理解安慰剂对照组在药物试验中的作用，也是为了看看在治疗中使用安慰剂是否能有效地缓解一些人的疼痛——这里先把道德问题放一放。在家长式作风主导医学的（并不算太久远的）过去，人们通常认为安慰剂效应只对神经和智力有缺陷的群体有效。但事实截然相反，证据显示，性格更乐观、更寻求回报、更坚韧的人群更可能受安慰剂效应的影响，因为他们对止痛怀有更高的预期。2009年，曼彻斯特大学的人类疼痛研究小组发现，"生性乐观"的人们很可能对安慰剂产生显著反应。[21]不过对安慰剂效应持怀疑态度完全不是坏事，事实上，怀疑很好，它能让我们朝着减缓更多疼痛的终极目标更进一步。

我们都听说过安慰剂效应的神奇，但想全面认识它（以及它与减缓疼痛的关系），就不可避免地要看向它邪恶的双胞胎——反安慰剂效应。反安慰剂（Nocebo）的英文同样出自拉丁文，原意为"我将伤害"，是因负面预期而产生了负面影响的治疗方法。可以理解，研究这种现象很难获得伦理认可，但它无处不在。它解释了为什么临床试验中的安慰剂组也会产生副作用，但产生的只有试验前提及的那些真实药物的副作用。[22] 一项有趣的研究发现，他汀类药物有约九成的副作用都是由反安慰剂效应所致，该研究的结果于2020年底发表。[23] 反安慰剂效应甚至可能是患群体性癔症的原因。战争冲突区的学校总是会发生层出不穷的集体晕厥事件，[24] 起初人们通常怀疑是有人蓄意下毒，但大量的医学检测却查不到任何犯罪的痕迹。一种可能性是高压、易受影响的环境会让人产生心理上的伤害预期，而这种预期最后从生理方面表现了出来。

反安慰剂效应极其常见，也影响着数百万持续性疼痛的患者。医生很容易就触发反安慰剂效应——"你是高危病人""开始疼了就告诉我"这样的话都会加剧疼痛和焦虑。寥寥几句话能产生巨大的影响，负面评价就像魔术贴一样甩也甩不掉。我们会在不经意间对自己与他人使用反安慰剂——"你那生锈的膝盖怎么样了？""我的背上沉死了""我快崩溃了"。就医前在网上搜索自己的症状也可能让我们产生疼痛预期。作为人类，我们总是容易受别人的话影响，当我们的身体感觉自己受到威胁或伤害时，那些负面言论尤其能产生巨大的影响。言语引起的焦虑会释放神经递质开启痛觉的闸门，[25] 脑成像显示，这些神经递质会激活大脑的痛觉网络。[26] "棍棒石头能折我腰，流言蜚语不伤我身"，是时候改改这句极其错误的童谣了，言语确实会伤害我们。

好消息是，积极的言论和建议同样能对止痛产生积极效果。作为一个医生，我不得不（也想要）告知病人真相（我相信，假装疼痛不会出现，有时会让它发作时变得更难熬），但我能做到的是强调良性信息来减轻病人的痛苦。比如，在检查过受伤的手臂后，我可以就这么让病人离开，自己接着写笔记，也可以和同事聊聊这个病例，或者问问病人他另外那只健康的手臂状况如何，让他们知道扑面而来的不只有坏消息。"你另一只手感觉怎么样？很不错？那好极了！你能伸展一下吗……动动你的手指……会疼吗？不疼？真棒！"[27]哈佛医学院的一项研究发现，产妇在分娩前准备注射麻醉剂时，安慰性的话语（如"我们现在要为你注射局部麻药了，分娩期间你会很舒服"）会比反安慰性的话语（如"你会感到一阵剧烈的蜂蜇般的疼痛，这是全程最难受的环节"）让她们在注射那一刻感受到更少疼痛。[28]可能这些听起来是常识，但我很少在诊疗实践中看到它们被运用。积极的暗示真的能减轻短期疼痛，自信的传递本身就是一种强效止痛剂。但更激动人心之处大概在于，那些能鼓励安全感、减少危险感的正向话语、隐喻和概念是处理长期疼痛的非常有效的革新性方法。不过这超出了安慰剂效应的范围，也牵涉到脑部的调整（这也是本书第11章内容的基础）。

有一项研究曾鞭辟入里地阐述了疼痛的奇异之处，也让我开始反省自己对疼痛的看法。[29]即使是实习医生时期，我也被教导过疼痛等于组织损伤，可以用药物来控制疼痛：痛感越强，就用效果越强的止痛药。那项启迪我的研究是由牛津大学脑功能磁共振成像中心的神经学家兼疼痛专家艾琳·特雷西于2011年领导的。健康的受试者在试验中需要边输液边接受温度型伤害刺激。他们不知道，装在点滴瓶中的是强效阿片类止痛药瑞芬太尼，而且从实验开始的那一刻就输入身体了，在实验结束时才会停下。起初，瑞芬太尼的确减轻了他们的疼痛，但效果甚微。然后工作人员告诉受试者输液即将开始（其实早就开始了），这时瑞芬太尼的止痛效果加倍。过了一会儿，工作人员通知输液即将停止（实际上仍在以完全相同的速度进行），瑞芬太尼又骤然失效了，受试者再度感受到了疼痛。能够补充这项实验的还有另一项研究：如果患者不知道自己在服用阿片类止痛药，其效果只能达到正常情况下的三分之二。[30]脑功能磁共振成像图显示，在实验的"安慰剂"阶段，即受试者得知"输液开始"这一错误信息的阶段，他们脑中的"下行抑制系统"（脑部抑制危险信号传递的区域）被激活了。安慰剂效应的产生不一定要有安慰剂的参与：在实验的"反安慰剂"阶段，即受试者误认为输液已经结束的阶段，焦虑加剧疼痛的区域对应地产生了活动。

或许我们应该抛弃像"安慰剂效应""反安慰剂效应"这样的术语，而是将这种现象统称为"预期效应"。人类能通过信念与预期灵活调节疼痛的体验，使之有所缓解或更糟糕。既然我们的大脑这么厉害，我们就应该将它利用起来，方式之一就是为吃药这一行为添上更多意义。[31]你可以设计一些吃止痛药时的小仪式，最简单的就是每天按时吃药，并在脑海中描绘和想象出药物生效的景象。密歇根大学人类学荣誉教授兼安慰剂效应专家丹·摩尔曼甚至会和自己的药说说话："嗨，老兄，我知道你会干得很好！"[32]从锻炼、社交到冥想，日常中的健康小仪式也能增强安慰剂的正面效应。

说了这么多，或许现代安慰剂研究留给我们最大的启发是，医疗者和照料者们，不论是医生、配偶还是心理治疗师，都是非常重要的角色。西方医学在新药物研发、技巧与技术领域已经进步巨大，却时常忽略治疗者和患者间互动的重要性，也连带着忽视了真诚互信的医患关系的构建。[33]正面的信息、建设性的言语、长期有意义的互动都是有效果的，我认为这是英国当前基础医疗卫生体系所缺失的。出于各种各样的原因，患者们很难见到同一个家庭医生，每次咨询通常只有短短10分钟，也没有权利自由选择想问诊的医生。对能见到与你关系良好的医生或者医道高明的医生这件事的期待本身就是一颗定心丸。这些因素综合起来，就能增强患者的安全感、减少危险感，从而减缓疼痛，重要的是，能给予患者希望。

安慰剂效应似乎违背了我们所学到的人体规律，然而它确实很有用。十八九岁时，在一个下着雨的周日下午，我惊喜地触碰到了它的更加不凡之处。在我通过催眠疗法大体治好我的肠易激综合征之前，我从小就一直饱尝它带来的痛苦。那天，我整个下午都蜷缩在家里的沙发上。我的一位家人过来安抚我，他是顺势疗法的坚定拥护者。顺势疗法是替代医学的一个分支，但已被全面证伪。顺势疗法的药物在生化上是无用的，因为其中的有效成分就算有也已经被稀释到了相当于没有的程度，依据顺势疗法，有效成分是通过"水记忆"（一个未经证实、违背了所有自然法则的概念）保存在药片中的。几十年来，无数研究表明，顺势疗法的药物并不比安慰剂更有用。[34]这位家人在我面前打开了一个小小的、圆柱形的透明药盒，那上面贴了张我读都懒得读的仿拉丁文标签，然后，他向掌心倒了一粒小药丸（一定是颗糖），对我劝道："我知道你不太信这类东西，但至少试试吧。"

不好拒绝他，我顺从地拈起这粒无用的小圆球送进了嘴里。不一会儿，我腹部的绞痛竟然消失了。在没有疼痛的甜蜜世界里，我欣喜若狂，半真心半讽刺地谢谢他用安慰剂效应治好了我。但一个令人不安的想法悄悄潜入了我的意识，并慢慢地折磨着我：如果说安慰剂效应是靠信赖和预期驱动发挥作用的，那既然我都知道吃下的是糖丸，也不指望它有任何作用，它又怎么会产生疗效呢？就在陷入矛盾之时，我不经意间读到了泰德·卡普查克的著作。

卡普查克是哈佛医学院的教授，但他并不是通过寻常方式进入哈佛的。1968年，拿到哥伦比亚大学的文学学士学位后，他前往澳门学习了4年中医。一回到美国，他就在波士顿开了一家针灸草药诊所，并把数年所学倾注到患者身上。由于工作完成得出色，很快他就引起了西方医学机构的注意，在20世纪八九十年代，他获得了波士顿医院疼痛研究部的职位，1998年又受聘于哈佛，研究辅助性医疗。[35]工作中，卡普查克逐渐认识到了患者对他的高度信任，或者说安慰剂效应的作用，于是安慰剂效应成了他的研究方向，在这个领域他贡献了许多惊人（且稍有争议）的观点。比如，安慰剂效应的中心原则之一就是让安慰剂生效，患者需要相信他们所接受的治疗是真的。但2010年，卡普查克的实验室在肠易激综合征患者身上进行的试验与这条原则完全相悖。[36]实验中的患者被随机分为两组：一组会与医生进行愉快的谈话但不接受治疗；而另一组患者会收到一颗安慰剂药片，并被告知"这颗药片只是安慰剂，不含有效成分，但临床研究显示，服用它就能通过促进身心自愈大幅改善肠易激综合征的症状"。令人大吃一惊的是，安慰剂公开组（也称"诚实安慰剂"组）的治疗效果比无治疗组好多了，尽管患者们知道药物是假的，安慰剂依然产生了作用。卡普查克的团队也以有其他疼痛症状的病人为对象进行了实验，其中包括慢性腰疼与偏头痛患者，同样得到了类似的结果。[37, 38]在偏头痛实验中，公开安慰剂的效果虽然没有传统药物利扎曲普坦好，但至少也有一定效果。事实上，安慰剂的效果能达到利扎曲普坦的一半以上。这些研究的一大亮点是：理论上，安慰剂是可以在符合医学伦理、不欺骗患者的条件下使用的，也许我们还要确定哪些病人易于对公开安慰剂产生反应再投入实践。我们可以研究对安慰剂产生强烈反应的人群是否具有特殊基因标记——这是一个被称为"安慰组"的全新基因组。[39]假定一切顺利，我们可能会得到一种没有任何副作用的止痛药，也不会有过量服用或产生依赖性的风险。

安慰剂效应可以在潜意识中习得或控制，这是其在临床实践中运用的另一潜在方式。显然，对安慰剂的预期可以随语言暗示而变动，但多次重复的直接体验同样能够提高预期。在一项实验中，研究人员在给受试者施加疼痛刺激的同时给予他们安慰剂，而施加的疼痛强度被暗中降低，让受试者相信这是安慰剂的作用（这一环节被称为预处理），最终安慰剂抑制疼痛的效果增加了五倍，而且维持了好几天。[40]将药物与身体反应联系起来，最终会导致大脑学习这种联系并调整我们对未来身体反应的预期，其原理与巴甫洛夫训练他那只听见铃声就下意识流口水的狗并没有太大区别，因为狗也是将特定的声音与食物联系在了一起。2016年，科罗拉多大学展开了一项研究，发现经历了预处理的参与者们对安慰剂止痛霜给出了极其有效的反馈，即使他们都知道那只是安慰剂。[41]值得一提的是，预处理不一定要从我们自己过去的痛苦经历中产生，也能通过观察或了解他人对疼痛疗法的反馈来塑造。[42]从早期一些数据来看，将安慰剂与真止痛药混合在一起，同时告知病人这件事，或许可以减少病人对止痛药的需求，进而减少副作用、药物依赖性甚至看病的花销。[43]

公开使用安慰剂确实有效，这一点令人惊异，而究竟为何会如此，科学家们还在不停探究。卡普查克认为，单凭有意识的预期和无意识的预处理还无法解释这种诡异的现象。研究者们还没有找到这些公开安慰剂对治疗史不如意、未经历预处理的患者也会生效的原因。简单来说，虽然我们目前的生物医学模型已在安慰剂效应的主题上产出了许多振奋人心的理论与实践成果，但是还不能完全解释它。安慰剂公开试验为那些尝试总结出普遍性安慰剂原理的科学家提出了一个难题。不过，在卡普查克研究的几十年间，他慢慢地得到了一个不仅限于安慰剂现象，还适用于整体神经科学的理论——预测加工理论。我初次读到这个词时来回看了好几遍，才确认我不是在读一本科幻小说，因为它实在是太反直觉，古怪到家了。虽然质疑的声音很多，但支持它的证据正在稳步增多。

如果我告诉你，你能够预测未来，而且你还一直在这么做，你会怎么想？对于人类感知，传统的生物医学理论认为，大脑只能被动地接收来自身体内外的感官信息（视觉、声音、有害信号等），然后根据这些信息形成对这个世界的感知或模型。这个路径是"由下至上"的——你踢到了自己的脚趾，危险信号就会传送到你的脑中，大脑才会评估这个信号并产生痛觉。但在预测加工模型中，大脑在不断地修正着它对外界的想法，它马不停蹄地跟上持续更新的感官信息输入，并据之调整着它的预期、理论与信念（这个过程被定义为"先验"），每分每秒都在试图对外界的事物做出一个最合理的猜测。我们的大脑就是一台预测机器。在生活中亲眼观察或想象出这一点很难，但如果我告诉你这个子句里故意为之的错误并不是编辑的疏忽呢？大脑总是让我们看见它想让我们看见的东西。不信看看下面这两张倒过来的头像。

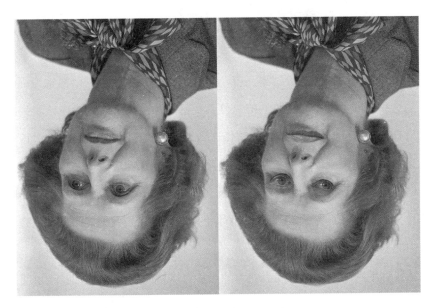

撒切尔错视图

好了，现在把你的书倒过来看看，你会很清楚地发现右图女人的嘴巴和眼睛其实是上下翻转的。这个视错觉被命名为"撒切尔错视图"，因为第一次利用错觉效应的图片正是那位已故的英国首相。[44]它显示出我们感知到的其实是我们的预测，而这些预测在不停地以难以想象的高速产出，且你多半意识不到。从适应和高效的角度来思考，我们的大脑这么做是很合理的，毕竟感官信息无时无刻不如巨浪一般涌入脑海，认真处理它们要浪费太多的精力，所以预测才要发挥作用，这样大脑就可以关注它真正感兴趣的信息。大脑接收的感官信息和它的预期不同时，预期错误就会出现。如果这些只是小错误，它们就只会被当作"杂音"，永远不会抵达脑部真正做出感知的领域，所以我们对外界的刻画并不会因其而改变。但如果这些错误已经大到无法置之不管，大脑就会被迫决定是否要修正它对世界的预测模型。只有当感觉违背大脑的期望时，我们的意识才会关注周围的环境。

这种过滤数据的环节其实和JPEG图片压缩的原理很像，可以在不明显造成分辨率损失的前提下储存和传送图像。图片的任一像素值通常预报了相邻像素值，要分辨不同只有把图片放大到能看清两个像素格边框才行。通过只编码未预料到的数据来压缩图片分辨率，唯一传送的只有预期错误。以视觉为例，当光线到达我们的视网膜时，我们的大脑其实已经预测出了它认为应该看到的图像，只有与预测有出入的细节才会被传送到大脑中更高级的思考区域。[45]该概念和一条很早就被发现的解剖学常识是相符的，即由视觉皮质（大脑中处理视觉信息的区域）向下传递的纤维要远远多于反方向传递的纤维，传递中的小小神经信号只会携带预期与实际感官信息不同的部分，[46]否则我们的眼前就只有自己期待中的一切了。

某张近年网络上讨论得热火朝天的照片可以帮我们很直白地理解预期错误现象。大约在2015年春季的某个夜晚，我看见自己的一群好友窝在酒吧的墙角，围着一部手机吵得不可开交。我刚凑近，一位朋友就抓着手机递到我鼻子下方，近乎哀求地问起我："快说，蒙蒂，这件裙子是什么颜色？"我往下瞅了一眼，那明显是一条白金相间的条纹连衣裙——我的朋友肉眼可见地蔫了下去："不对！这明显是蓝黑相间的呀，到底是什么魔法在作怪？"看样子，这张照片里的裙子在某些人眼里是蓝黑色，在另一些人眼里则是白金色。它让许许多多的友人、家庭和情侣都产生了不和，而且似乎没有规律可循。有意思的事不止这点，大多数人都不能轻易改变那条裙子在他们眼里的颜色，而调整视角在其他视错觉中并不难。这场网络辩论也催生了许多科学研究，尽管大家还没有达成共识，但有证据表明这种差异的根源就是每个人不同的预测加工机制。处理模棱两可的图像时，大脑必须做出一个选择，让我们只能看到一种明确的图像，这个决定可能是基于过去的经验做出的，比如这条裙子是被自然光还是人造光照射、是不是在阴影中。所有推测中我最喜欢的说法是，人们日常对自然光或人造光的接触频率会影响大脑对这条裙子颜色的判断，像我一样习惯早起的人更容易以自然光角度看它（白金色），而我朋友那样的夜猫子则更容易看到蓝黑色。[47]

我们所见的也不全是真实的外界（尽管通常非常接近了），而是我们大脑对这个世界的最佳猜想，在我们"看到"外界之前，这个猜想就已经成形了。作为欧盟人脑计划的一部分，神经学家拉尔斯·马克里用高度先进的神经成像技术检验了预测加工模型，并清晰地表达了自己的结论："视觉起始于对转角风景的期待。"[48]大脑的预测使人类能够在物体移动之前预测它的运动和方向，这在打网球时很有用，过马路时还能救你一命。同时，预测也能影响人的感知，相比普通的英国森林，如果你在遍地毒蛇的亚马孙雨林里艰难跋涉，你的大脑会降低危险预测的门槛，具体来讲，就是会更容易把轮廓奇怪的树枝当成危险的爬行动物。

这大概也是我们不能给自己挠痒痒的原因——我们把手伸向身体时，大脑就能预测到我们即将会体验到的感觉，我们的大脑对哪个位置、什么时候会被摸到都一清二楚，所以这种感觉就变得既不刺激也不意外。在我们的一生中，大脑一直收集数据来调整完善我们体内外世界的模型。根据预测加工理论，这些数据的运行遵循贝叶斯定理，这是一个由18世纪英国教会牧师托马斯·贝叶斯设计的数学公式，用来帮助计算概率游戏中的概率，该公式根据新证据计算出先验成真的概率，每每有预测错误发生，我们就会根据这个新证据实时更新自己的想法。

在2018年至2019年发表的一系列论文中，卡普查克以数据为主、推理为辅得出结论，称疼痛的缓解并不是身体痊愈的直接结果，而是大脑认识到治疗正在发生或者疼痛刺激已经被消除的过程，大脑对我们处于危险中或已经受伤的假设会被自下而上的信息及线索的变化所修正。[49, 50]如果有外界线索暗示我们的疼痛得到了缓解，止痛过程就会更快、效果会更强。所以在艾琳·特雷西的输液实验中，当参与者在不知情的情况下被注射强效阿片类药物时，疼痛只得到了轻微的缓解，而在参与者得知输液开始后，止痛效果会激增。除了简单直接的言语，暗示还分为很多种：服药时的仪式感，与一位能让人静下心来的自信医生交流，以及来到一个专业的就诊环境等，都能让大脑认为我们体内正发生着能减缓疼痛的变化，而为了减少预测错误，大脑就会减弱对痛苦的感知。

卡普查克相信，预测加工理论可以用于解释公开安慰剂效应。我在肠易激综合征发作最严重的时候吃下了顺势疗法的药丸，那一刻我的大脑有点儿矛盾：是该因服药的行为改变"腹痛会持续下去"的预期呢，还是该因我知道那药丸没用而继续疼痛预期呢？卡普查克认为，在这种外界暗示与大脑预期不协调的情况下，我们非理性、自动且情绪化的反应会凌驾于理性意识之上。公开安慰剂效应可能是因为仪式性的治疗无意识地影响了神经系统活动，与有意识的思考无关。卡普查克坚持认为"安慰剂效应主要由人的行为触发，其次才受想法的影响，甚至可能不受任何影响"。需要重申的是这仍只是一种推测，公开安慰剂研究依然处于起步阶段。但预测加工模型也巧妙地解释了为什么我们的预期——有意识也好，无意识也罢——能够影响认知，以及为什么疼痛具有如此神奇的可塑性。该模型不仅能从安慰剂效应切入解释痛觉，还能说明为什么痛觉体验如此容易受到注意力、情绪、期望、过去的经历，以及组织损伤的影响。这也许能让人们更好地定义并解决持续性疼痛，例如某些长期腰痛患者的脑中就会有害怕运动和负重的先验，因为多年前曾有人建议他们不要加重自己的"腰椎间盘突出"。可是，对长期腰痛的广大患者来说，低强度的、循序渐进的运动其实能有效缓解疼痛。所以如果来位理疗师、整骨师或者医生告诉患者这一点，并慢慢指导他们弯腰与起身，他们很可能会发现疼痛并没有自己想象的那么可怕。像这样，一个大型的预期错误就能改变他们脑内的外界模型，他们会开始将运动和安全、止痛联系在一起，并朝着康复迈出第一步。

预期和预测对疼痛感知的影响力不可小觑，但这一观点与西方医学的身心二元论格格不入。探明公开安慰剂是否能有效缓解疼痛仍需一段时间的努力，不过到目前为止，已经有很多借预期效应止痛的方法可以利用。创造一个良好的治疗情境，从诊疗室的物理环境到医生的关怀，不仅仅只是加分项，它很必要。任何有幸能为疼痛症患者提供护理的人，都必须努力获得患者对自己的信任，并停止使用会传递不必要的焦虑的言辞，加强正面联想，创造一个切合实际却富有正能量的诊断环境。利用预期效应不是发点儿糖丸或者单纯鼓励安慰剂疗法就行，而是要增强患者信心、减少焦虑。最重要的是，我们的医学会因此而更加人性化，为医患双方指明希望和治愈的方向。

5

疼痛的意义

情感与心灵的力量

人类最原始、最强烈的情感是恐惧，而最原始、最强烈的恐惧源自未知。

——霍华德·菲利普·洛夫克拉夫特

身体的平和、治愈与成长离不开由内而外的安全感。

——巴塞尔·范德考克

伊万是一位很好相处的澳大利亚人，他能言善辩，从啤酒恒温器的优点到国际人权法的精髓，他都能和你大谈特谈。与他相对而谈的时光中，我无法想象，有着那样一张阳光笑脸的睿智青年经历过人间炼狱。

2006年，伊万刚刚实现自己的凤愿——这位23岁的新兵终于能戴上梦寐以求的空军帽了。一共有160名健壮、聪明的士兵参加了澳大利亚特种空勤团的选拔，只有19名士兵通过，伊万就是其中之一，他成了名声响彻国际的精英特种部队中的一员。很快他们的首次任务就开始了，那一年，澳大利亚政府宣布向阿富汗的乌鲁兹甘省部署一个指导和重建工作组，工作组的使命是建设桥梁，同时搭起两国合作的桥梁，而一同前去的特种部队则负责排查工作组身边潜伏着的危险。如果抓住敌对势力，特种部队会先将他们交由澳大利亚的国防情报组织进行最长96小时的审讯，之后才会移交给阿富汗的安全机关。为了准备这次任务，澳大利亚国防情报组织在年轻的特种空兵身上练习盘问技巧，由于长官经验有限，又没有问责制，这次演练成了一场噩梦。

"'审讯抵抗'训练的目的是让士兵熟悉被敌方抓到后可能遭受的待遇，"伊万告诉我，"它的本意与折磨无关，也不是为了摧残士兵的身心，甚至远非如此，目的只是为了让士兵了解那些步骤。"作为训练的一部分，士兵们应当坚持在至少48小时内只提供自己的"四大信息"——姓名、军号、军衔及生日。这些是《日内瓦公约》规定战俘唯四有义务提供的信息。[1]

被打包扔进一辆货车后，伊万被送到了一处秘密审讯中心。"从进到那儿开始，他们就会拿走你的所有设备，并推理你原本的身份，例如你隶属哪支巡逻队，他们一向都能成功并引以为豪。但我提前知道了这点，所以对身上的每一件装备都进行了处理，没带任何能透露我信息的设备，不用说，这对他们来说是一种挑战。我毫不怀疑，他们从一开始就决定要毁掉我了。"

伊万被折磨了将近100个小时。"他们的所作所为是如此难以想象……我从不知道人可以那么脆弱，仿佛被下了咒一般。你的所有感官都被剥夺，他们让你戴上一副涂黑了的滑雪护目镜，所以你什么也看不见，震耳欲聋的音乐从四面八方包围着你。你身上只穿着一件病号服，他们用手铐铐住你，把你按在冰凉的水泥地上，你的腿只能以一个难受的姿势叉开。"后来伊万发现，这些都是从关塔那摩监狱学来的招式。"9·11"事件后的几年里，那里的审讯人员都成了无伤酷刑的专家。

持续96小时的审讯中，伊万有9次被带出牢房。审讯员会直接坐在他的正对面反复大喊"姓名！军号！军衔！生日！姓名！军号！军衔！生日！姓名……"这种持久而带有催眠效果的命令通常能使犯人泄露更多的情报，但伊万没有屈服。在一次审讯后，他要求有人护送自己去洗手间。审讯员不但没有同意，还无情地对他实施了性侵，然后把他拖回了自己的牢房，让他再度以反人类的姿势坐在冰冷的水泥地上。伊万注意到自己的腿间有血液淌下，其中一名性侵者的残暴造成了伊万的肛门撕裂。漫长的虐待依旧没有停止。

在不断的人身威胁下，伊万陷入了无助和屈辱的泥沼，他真的很担心自己的生命安全。连最柔和的触摸和肌肉的轻微收缩也能让他痛苦不堪："光是想到会疼，我就已经产生痛觉了。"同物理刺激一样，心理、情感与情境对疼痛体验都有着巨大的影响，而且常常影响更大。"有些疼痛，甚至是极度的疼痛，是可以忍受的。拿预备役军人的周末集训来说，他们经常组织铁人三项和距离超长的赛跑，但那是一种受控的情境，你能掌控局势，你有明确的目标，身边也没有真实的威胁，为了心里想着的那个目标，你能忍受那种疼痛。以前我在参加特种空兵选拔时，也时常觉得很疼，但我的目标是成为空军，我们也知道自己随时可以退出选拔，可这次审讯非常不同。"在经历三天不吃不睡的折磨后，伊万失去了意识。

在这次审讯后的最初几个月，伊万都无法表达，甚至无法理解自己经历了什么。某个夜晚去洗手间时，他突然听见一个来路不明的声音在厕所的墙壁间回响，不断重复着："姓名、军号、军衔、生日……"这只是他创伤后应激障碍最初的征兆。最可怕也最令他困扰、苦恼的症状之一，就是他对痛觉变得极其敏感。他向来以自己的高疼痛阈值为荣，即便是在特种空勤团被分配了极其累人的体力活时也不曾喊过一句苦，可是现在，他连套上靴子或者进入游泳池碰到凉水时都会感到难挨的痛楚，这种痛楚通常贯穿他的全身。审讯为伊万留下的创伤迫使他的大脑将短期疼痛转变为持续性疼痛。他的大脑本质上被重塑为一个对任何潜在威胁都高度警惕的状态。如果把痛觉比作家里一盏能在夜间被入侵时亮起的安全灯，那么伊万的灯就是那种能被一片落叶触发的类型。经受折磨后产生的持续性疼痛并不罕见，但人们对其作为创伤后症状的认识还不够。引人深思的是，经受折磨后，持续性疼痛是否会出现并不取决于折磨所致的身体损伤程度，而取决于折磨对心理与情感的影响以及创伤后应激障碍是否出现。[2]

疼痛既是一种感官体验，也是一种情感体验。从大脑的生理状态和我们的生活经历角度来看，这些元素时时交织在一起。它们密不可分，难以区别。科学家们早就发现了这一点——国际上关于疼痛最广为接受的定义就是"一种不愉快的感官体验与情感体验……"[3]施虐者都很清楚这点，他们是操控人的感情和想法来影响疼痛的专家。伊万的审讯者就是如此，他们为他构筑了疼痛预期和威胁感，剥夺他所有的感官控制力，羞辱他，再出其不意地让他遭受疼痛。

但被施虐者利用的情感回路也可以用来帮人们处理或消除疼痛。在深入这一激动人心的新研究之前，我必须简要地定义几个术语。对于情感的定义，科学家始终未达成共识，至今仍在激烈地争论。[4]但他们中的大多数基本上都会同意，情感体验是基于生理活动产出的感受。尽管有大致的分类，如害怕、愤怒、厌恶等，我们每个人的情感体验都是独一无二的。你可以把情感经历想象成一个由丰富食材做成的大蛋糕，其中包括周围神经系统传送的信息（被踢到的脚趾、空空如也的胃），认知过程（记忆与注意力）以及决策与心理评估。蛋糕的类型有很多种（通常可以分辨），但每一块蛋糕都略有不同，并且各有其独特之处。身体感知（如空空如也的胃）、环境活动（目睹车祸）或者深层次认知（忘不了你出丑的瞬间）都可以唤起情绪。

在由感官和情感一起塑造某种体验的过程中，蛋糕店里的明星面包师（让我们贴合上面的比喻）当属脑部的前扣带皮层（ACC）。这个状似回旋镖的区域紧紧地贴着掌控情感的边缘叶以及掌控认知的前额叶皮层，这样的结构对它的作用至关重要。前扣带皮层监测由身体传至大脑的感官信息，比如踢到脚趾时产生的有害信号，并且持续检查身体的损伤与危险，但它认为自己更像是个疼痛专家，而不仅仅是个监测者。在额叶皮层的象牙塔里，前扣带皮层不会在有害信号的来源等无关紧要的疼痛信息上浪费时间，但它会寻找这种疼痛的意义，会将经历和体验（如社会排斥、焦虑和抑郁）中与疼痛有关的物理、情感和社会元素融合在一起。前扣带皮层的功能让我们明白，当我们说"有人伤了我的心"时，我们的身体实际上真的被伤到了，产生了痛觉。所以，前扣带皮层不只能被物理伤害激活，也能在我们被排斥时激活。[5]令人惊叹的是，止痛药扑热息痛也能舒缓情感原因与社会排斥造成的疼痛，脑成像显示它能抑制前扣带皮层的活动。[6]研究表明，非处方止痛药也能减少情感的唤醒，并减少人们与所有物分离的不适感。[7]在患者中风或长了脑瘤的情况下，情感—疼痛回路中的前扣带皮层和其他区域会受到损害，它们的重要性就会清楚地展现出来。像安娜——第2章提到的来自奥地利的示痛不能者，就能知道自己在接收疼痛刺激，却缺失了与之关联的负面情感。既然疼痛并不讨厌，它也就无法让安娜注意到一些伤口，因而就失去了应有的保护作用。没有情感元素的参与，你可以认为，安娜所获得的那种体验已经不能再被称为痛觉。

最近，一群特立独行的神经外科医生利用了这种情感—疼痛回路来探究缓解疼痛的新方式。脑深部电刺激术（DBS）是一种功能多样的神经外科手术，手术中，如起搏器般的微型电极被小心地放置在大脑的特定区域，在特定频率下工作。20世纪50年代，它首次被用于缓解某些类型的疼痛，如今也还在使用，不过通常是作为解决一些棘手的慢性疼痛的最后手段，如中风后疼痛——大脑中处理疼痛的区域因中风受损而引起的疼痛。[8]在手术中，电极一般会被放置在脑内感知与辨别疼痛的感官区域，但安德烈·马查多没有这么干。这位来自克利夫兰诊所的神经外科医生对脑深部电刺激术的成功率还不满意，于是决定另辟蹊径。在2017年的美国神经外科医生协会会议上，马查多及其团队展示了一些惊人的发现。[9]他们对患有中风后慢性疼痛的患者使用了脑深部电刺激术，只不过这次，他们把植入式电极安在了大脑的情感控制区域，即腹侧纹状体与内囊前肢处。结果出乎意料，总体来说，患者表示自己感受到的疼痛强度并没有降低，术前术后的痛感是一样的，但是他们的情绪、幸福感、独立感及生活质量有了显著改善。尽管痛感强度没有变化，它对患者的摧残程度却减轻了。疼痛的意义和体验发生了变化。这项意义非凡的实验指明了一种缓解疼痛的新方式——最严重、最顽固的疼痛可以通过调节大脑中与情绪相关的区域来克服。

你可能会想，疼痛的情感因素只和极端的煎熬及神经手术有关，但我们在生活中体会到的所有长短期疼痛都是由我们的心情、情感和想法调节的。上一章提及的艾琳·特雷西教授研究过多种情绪，观察它们如何影响健康人士和持续性疼痛患者的疼痛体验。探究的第一批情感中，影响最强大的大概是焦虑和它的好姐妹——恐惧。在2001年的一项研究中，特雷西让健康的男性受试者接受了功能性磁共振扫描。[10]特雷西向每位受试者展示了不同形状的视觉提示，如三角形和矩形。约10秒后，他们的左手背会受到一股热浪的冲击。伴随三角形的是温和的热刺激，伴随矩形的刺激起初虽然同样温和，但随着实验的继续，它的热度有时会变得更强。对受试者来说，矩形逐渐成了一个可怕的符号。当受试者不确定伴随矩形的是否为难受的高温时，他们的焦虑水平迅速上升。所以在实验后期，即使伴随矩形的刺激变得温和，他们还是会觉得比伴随三角形的热刺激更疼。功能性磁共振成像显示，受试者脑中的内嗅皮层在预料到疼痛时会变得活跃，处理情感的前扣带皮层和判定疼痛强度的脑岛也会随之被更急剧地激活。这项精心设计的研究表明，焦虑会加剧疼痛，所以恐惧和疼痛的关系可能会演变为一种自证预言。

就拿我的打针恐惧症来说，作为一名医生，给病人抽血打针就和刷牙一样自然。可轮到自己打针的时候，我并没有比儿时勇敢到哪儿去。这种疼痛预期从进到医院就开始萌芽，然后在等待期间逐渐生长，即便是不带任何感情的叫号——"请莱曼医生到第三注射室"也让我的心跳加快。在这样的复杂情感和过度思考中，本来打针只会留下一个大多数人几乎都注意不到的小针孔，但对我而言就像被一柄长矛刺穿了一样疼。我会怕等下要给我打针的是在医学院时成绩还不如我的同学，也有可能是过去某次尤为痛苦的打针经历导致了我的严重焦虑，而焦虑是能加剧疼痛的，然后下次打针时，一想到今天有多疼我的焦虑就又会增强，导致我下次的打针也更加痛苦。循环往复，简直无解。

在个人层面上，我打针恐惧症的恶性循环和伊万的经历相比什么也不是。但放眼更广大的社会，这是一个非常紧要的问题。想想疫苗吧，它们非常有效，是人类所发明的医学干预中最有效的手段之一。每一年的婴儿疫苗注射项目都能帮助美国避免2000万例疾病和40 000例死亡。[11]疫苗也是消除新冠肺炎的唯一长期手段。但打针恐惧症和疼痛组成的循环直接影响到了疫苗及其他医学干预的普及工作。有打针恐惧症的孩子不仅会逃避打疫苗，还会害怕验血、看牙和献血。[12]他们长大以后，可能还会不愿让自己的小孩打疫苗，这种恐惧代代相传，恶性循环就永远不能停止。不接种疫苗会导致个体处于危险之中，群体的免疫力会下降，让周围的人也暴露在感染的风险中。此外，由于恐惧—疼痛闭环会让焦虑和疼痛随着每次注射疫苗而增加，它也会让个体感到无尽的痛苦。还有更糟的，医生通常不重视接种疫苗的疼痛，还将其视为疫苗注射中可接受的一部分，他们常会用"被快速地戳了一下"形容这种感觉，但这和实际情况并不一致。好消息是，目前已经有许多实用的、对技术要求低的方式可以减少打针的痛感，这为未来人们更积极地接受疫苗注射和侵入性治疗打下了基础。[13]

我们并不是要去假装打针不疼，实际上，如果这样告诉病人，可能还会加剧他们的疼痛，因为他们会觉得自己来到了一个不诚信、不确定的环境。增加安全感和舒适感、将危险感降到最低才是真正的目标。婴儿接种时，家长应该抱着他们坐起身来，而不是让他们躺下，因为躺下会带来一种被控制的感觉，从而加剧儿童的恐惧与疼痛。可能的话，应该在婴儿吸食母乳的时候进行注射，也可以给他们一些好吃的食物，比如糖水，这些都可以分散注意力、愉悦心情、增强安全感。注意力的正面分散是关键，游戏和笑话不仅分散了孩子的注意力，也能让他们将打针经历更多地与快乐和安全联系在一起。深呼吸也能让儿童冷静下来，并增强自我掌控感，让孩子吹泡泡也是一种结合这些元素的娱乐活动。对于超过4岁的儿童，证据显示注射前擦一擦针口附近的皮肤会减少疼痛。其他建议还包括使用皮肤麻木霜，以及如果一次要打多针疫苗，应该把痛感最强的那针留到最后注射。

语言的力量同样强大。也许听起来有些反直觉，但是像"别担心，很快就结束了""我很抱歉"这样的安慰反而会让孩子觉得要发生的事的确很令人担心。记住，人的潜意识并不会把"别""不"这样的否定词听进去，因为它们只是前缀，大脑只关注句子的宾语和有含义的实词。所以，家长或医护人员可以和孩子讨论接种疫苗的优点，并鼓励孩子，这能够缓解焦虑，还能减轻下次接种疫苗时的疼痛。若孩子高度恐惧和焦虑，暴露疗法等心理疗法也是值得尝试的选择。当打针恐惧症的恶性循环对个体和社会产生影响，我们就再也不能像"被快速地戳了一下"那样将它轻松带过了。

焦虑和恐惧增加了受损、危险或威胁的感觉，让大脑更加想要保护我们的身体，进而加重疼痛。大脑与情感性痛觉相关的区域（如前扣带皮层、脑岛和前额叶皮层）也在判断疼痛是由自我还是外部因素引起方面发挥着重要作用。为展示这一点，北京一研究团队发明了一个小道具。[14]他们将锻炼用的握力圈改造成了一个反方向的指节铜套，其贴近手指的那一侧附有一些尖头的小圆珠。受试者会把铜套戴在左手上，由自己的右手或者研究人员来握紧左手。在施加同样压力的前提下，受试者认为研究人员握紧自己左手时要难受得多，脑成像也证实了大脑对外界施加的威胁所做出的反应是不同的。

伊万遭受的折磨之所以如此痛苦，是因为威胁来自外界，加上失去了自主控制。被绑在湿冷的地面上几十个小时，眼前只有一片黑暗，听觉被嘈杂的音乐淹没……他的大脑在这种情况下只能把一切触碰都解读为潜在的伤害与威胁生命的事件，于是他的痛觉系统失控了。人们很早就发现无助感会加重疼痛。1948年的一项实验中，研究人员会在小鼠每次进食时开启电击。[15]一组小鼠发现跳起来就能短暂地停止电击，而另一组无论怎么做都会遭到电击。后一组的行为逐渐变得十分混乱，并最终不愿再进食。20年后，美国心理学家肯尼斯·鲍尔斯将对象替换为人，模拟了这个实验。那些被告知能够避开且应该避开电击、觉得自己有主宰权的受试者，给自己的疼痛评级远低于那些被告知对电击无能为力的受试者。[16]伊万很清楚，在参加特种空勤团选拔时所遭受的痛苦，比审讯时的痛苦更容易忍受，因为选拔时只要自己示意就可以退出，而后者全程他失去了这种掌控感。[①]这一点不仅仅与折磨（不论是实验性的还是真实的）有关，如果持续性疼痛患者也能被赋予这种控制感和自主权，或许疼痛程度及不快感也能消散。显然，实现这个目的的最佳手段就是帮助他们了解什么才是疼痛。而能提升自主权的第二个手段，就是教会患者在日常中处理痛苦的技巧。

焦虑并不是能恶化短期疼痛的唯一情绪。如果你现在心情舒畅，但是想知道自己的快乐能以多快的速度离去，那就以0.5倍速听听谢尔盖·普罗科菲耶夫的《在蒙古人压迫下的俄罗斯》（*Russia Under the Mongolian Yoke*）吧。许多心理学实验都使用这部管弦乐作品成功催生了悲伤的情绪。[17]在一项实验中，艾琳·特雷西的团队边给健康的学生放这首曲子，边让他们读一些负面的自我评价，如"我的人生就是一场失败""我没有朋友"等。[18]更倒霉的是，这些学生的左臂还要同时接受热源刺激。这个环节结束后，他们会开始边读一些中性评价边听一曲昂扬的音乐——德沃夏克《新世界交响曲》的广板乐章，并且接受与之前强度无异的热源刺激。结果你可能猜到了，学生们在中性环境中感受的刺激不如负面环境中感受到的疼。这进一步证实了情绪是能够左右疼痛体验的。这项研究的重要意义在于，它用功能性磁共振成像仪扫描了学生的脑部活动，当悲伤升起时，与感官性疼痛和情感性疼痛相关的脑部区域，包括杏仁核、脑岛、额叶下回和前扣带皮层，都更加活跃了。特雷西的研究表明，让一个人的情绪状态变得消极，就像是调高他脑中的"焦虑调节按钮"一样。这是有道理的，因为痛觉的本质是为了保护自己免受危险和威胁。如果我们焦虑或恐惧，我们的大脑自然会加大警报声。情感之于疼痛，就如汽油之于火。

---

① 伊万坚持上诉澳大利亚特种部队长达7年，在这起他勇敢发声的案件中，他得到了议员贾奎·兰比的支持，对方政治优势帮助他引起了公众的关注。最终，原本被部队开除、剥夺军衔的伊万重获了自己的军衔，国防部也承担了这7年间高额的诉讼费用。

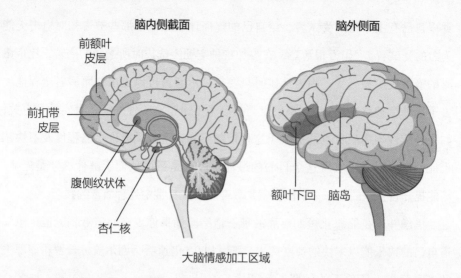

脑内侧截面　　　　　　　　　脑外侧面

前额叶皮层

前扣带皮层

腹侧纹状体

杏仁核

额叶下回　脑岛

大脑情感加工区域

　　负面情绪和威胁感不仅仅会加重短期疼痛，还会促使其更快地转变为长期疼痛，它们会帮助大脑习惯性地预测痛觉和苦难。以长期背疼为例，在西方，这是极其常见的疾病，在让人们离开岗位的疾病中高居首位，大多数西方人在生命中的某个阶段都会患上背疼。[19]我们一背疼就心神不定，并且有一万个理由相信自己是受了严重的伤。奇怪之处就在于，背疼和我们的脊椎状况是没有多少关联的。大量研究显示，大多数慢性背痛患者都没有身体结构的异常，而许多身体结构异常（如腰椎间盘突出）的患者根本没有感受到疼痛。事实上，在绝大多数情况下——超过90%的情况中，慢性背痛患者没有任何能检测到的组织损伤。此外，在发展中国家，慢性背痛也没有那么常见，还有很多每天都在做着"能把背压弯"的体力活，也并没有人体工学椅和定制床垫可以休息的人不受此困扰。

　　那么，如果脊椎状况和腰疼关系不大，我们的身体到底发生了什么？背痛是如此真实又可怕，并对生活有着毁灭性的影响。在社区和医院里，我见过数不清的背痛患者。好在大量证据表明，在大多数情况下，持续性背痛患者都可以运用现有的知识与技巧调节脑内的情感区域减缓疼痛。当疼痛出其不意地向你的背部袭来，可能发生的事有很多。你可能会自问一连串的问题：我的脊柱受伤了吗？痛苦什么时候才会结束？我能控制它吗？之后，疼痛，尤其是持续性的那类，就会激活我们的额叶皮质中与沉思相关的区域。此时支配我们内心的情感是对受伤的恐惧，它会极大地增强痛苦，毕竟疼痛终归是为了保护我们自己。你腰部那短暂而微小的肌肉抽动其实是在督促你保护那里，但你会真心实意地相信是自己的脊椎受伤了。这种恐惧会导致大脑的过分警惕，也就是把通常无害的刺激也当作危险与威胁，并最终让你陷入自我怀疑的恶性循环中，你会变得害怕并逃避一切身体活动，即便运动是缓解慢性疼痛的最佳方式之一。[20]事实上，不用过太久你的大脑就会把所有活动和疼痛画上等号。你的逃避始于对疼痛的预期，而不是身体产生痛觉的那一刻。焦虑、威胁感和低落的情绪会加重疼痛，而疼痛反过来又会加重这些情绪。这些负面情绪在不知不觉间也让你无法通过其他自然方式止痛，如良好的睡眠、社交和健康的饮食，还会破坏你的激素调节与免疫系统，加重长期压力，加剧疼痛。一点儿又一点儿，你堕进了恶性循环的深渊中。

许多脑成像研究记录过短期疼痛向持续性疼痛的转变。2013年美国西北大学的一项研究中，研究人员分析了一组短期腰痛患者的病情，并在一年内持续跟进了他们的情况。[21]到年末，他们分别扫描了那些病痛消失和转为慢性疼痛的患者的脑部，发现二者区别显著。那些发展为持续性疼痛的病例中，虽然最初的病因已经消失，但是患者大脑活动的神经签名开始转移到与情绪相关的大脑回路。随着病痛变得连绵不休，它会更多地牵涉大脑中与情绪和恐惧相关的部分（如杏仁核、前额叶皮层和基底核），这种特征似乎根植于大脑深处，因为他们在患有持续性背痛至少10年的人身上发现了类似的结果。所以不出意外地，对有潜在情绪障碍的人群而言，疼痛由急性转变为慢性的概率更大。[22]更担心疼痛的人也更容易长时间受疼痛折磨并依赖阿片类药物。[23]

幸运的是，这个恶性循环可以被打破。人的大脑出奇地灵活，或者说"神经可塑性"高。通过不断地训练与重塑，恐惧和疼痛的循环能够终止，疼痛也能大大缓解，甚至完全治愈。方法之一就是谈话疗法，更正式的名字是心理疗法。2016年，华盛顿大学开展了一项研究，他们给每名受试者发放50美元，让他们以自己通常会选择的治疗方式或药物来缓解慢性腰疼，结果发现有两种心理疗法比患者选择的"常规疗法"更有效。[24]认知行为疗法（CBT）是其一，它能增进患者对疼痛的了解，让他们认识到并改变影响疼痛体验的消极想法。其二是正念减压疗法，这种疗法包括进行冥想与瑜伽的训练，鼓励人们关注自己的内心世界，而不去强行改变这些感觉。

还有一种备受关注的心理疗法是接受与承诺疗法（ACT）。可以想象，在备受持续性疼痛折磨的人面前提"接受"这个词是很有争议的。我记得有位病人问我："你真的希望我就这么放弃挣扎，接受痛苦吗？"但接受并不等于放弃和屈服，它其实是一个人学会控制自己的疼痛、调整身心的第一步，而且非常有效。接受与承诺疗法主要是让你接受直接的疼痛体验，去做一个置身事外的观察者，而不是拼命控制或打败它。正念有助于这一过程，随着时间的推移，患者会养成随遇而安的心态，减少胡思乱想以及对疼痛的强烈情绪反应。接受与承诺疗法已经成功地让许多人能够忍受疼痛，甚至可以减轻或者消除疼痛。[25]

专业冥想者是深入了解正念减压疗法效果的一个绝佳切入点（虽然很难遇到）。威斯康星大学麦迪逊分校的一个团队就做到了这点，他们让一批平均冥想时长超1万小时的佛教冥想者在冥想过程中接触激光热源。[26]有趣的是，专业冥想者和入门者感受到的疼痛等级虽然相当，前者的不适感却远远更低。脑成像显示，在专业冥想者的大脑中，情感性疼痛区域（前扣带皮层与脑岛）的活动最初会增加，但之后就随着痛觉刺激的重复而减少，杏仁核（触发恐惧和焦虑的区域）的活动也随之减少。研究人员认为，对疼痛持开放、接受的态度能减少疼痛预期及其带来的威胁感、焦虑与恐惧。

创伤性经历是持续性疼痛恶化的祸端，有时甚至是其最初的成因，解决这一点有时能大幅减缓疼痛。来自韦恩州立大学与密歇根大学的团队共同研发了一项新式心理疗法，教导人们认识到疼痛受到情绪、人际关系和创伤经历的强烈影响，并学会表达积极和消极的情绪，从而更了解自己的情绪。情绪意识与表达疗法（EAET）近来被证明对减轻持续性疼痛是有效的。[27]伊万最终发现，只有心灵慰藉，而非强效的药物，能缓解他的疼痛。在接受针对创伤性经历的眼动脱敏与再加工治疗（EMDR）后，伊万长期的、蔓延至全身的非人疼痛近乎消失了。这种经过实证的疗法专为创伤后应激障碍患者设计，具体过程为让患者回忆那些创伤的同时进行双眼移动的任务，例如眼睛跟着治疗者的手指转。这种方法大致的原理是，患者在进行眼动任务时一般只能回忆有限的创伤信息，所以与创伤经历联系在一起的消极情绪就能有效被稀释。当记忆以一种不那么消极的方式被重新加工时，患者就能慢慢对其免疫。上述提及的心理疗法并不是全部，还有许多其他类型的治疗方法，[28]但有效的心理疗法都有一个共通点：通过教会患者与疼痛有关的知识，它们都减少了萦绕在患者脑中的危险感和威胁感，并且促进了对情绪的健康处理。

我不是在主张"精神胜利"是对每位患者、每种类型的疼痛都有效的万金油。实际上，2020年8月一项大型研究发现，一般来说，认知行为疗法、接受与承诺疗法等心理疗法虽然帮助了许多人应对疼痛，但其本身对减轻疼痛的作用很小。[29]特定的疗法可能对某些人很有用，却对其他人完全无效。同时我们还要意识到，将疼痛单纯当作一种情绪或情感是危险且错误的。心理疗法有时会轻易地对患者起到反作用——他们切身体会的可怕疼痛被人说成"只是想象出来的"，好像那是一种吹吹蜡烛许个愿就能说再见的认知紊乱，这是不符合科学的。实话说，这对痛苦中的人们是一种冒犯。尽管如此，情绪、情感和心理状况依旧对疼痛有着巨大的影响，而我们常因逃避它们而自食恶果。改变感知疼痛和与之相关的情感的方式需要时间和大量练习，但它对技术要求不高，也几乎没有副作用，还能够真切地改变生活。

从现在开始，努力培养一个相信明天会更好的积极心态吧！即便这需要付出大量的努力和耐心，但你心灵与肉体上的疼痛会因此得到减轻，甚至永不再来。改善低落情绪的任何手段，不论是社交、有目的地参与活动还是服用抗抑郁药，都有可能改善疼痛。比起为了情绪而改善情绪，更重要的是去科普疼痛的知识，让你我学会将无助与绝望转为自信和希望。治愈长期疼痛，需要患者把惴惴不安的心情转为保护感和安全感，以及不再把疼痛当作组织损伤的标志，而是将其视为我们的保卫者，它只是常常过激了一些。我们的心灵是强大的痛苦调节器，人类赋予疼痛的意义本身，就是一剂强大的止痛药。

6

一分疼痛，一分收获

疼痛、愉悦与动机论

我不怕痛，只要它不伤到我。

————佚名（常被误以为出自王尔德）

预警：本章包括对自残的描述

我的中学老师有次在课堂上讲到，英国18世纪影响力巨大的哲学家、功利主义的开创者杰里米·边沁曾断言："自然令人类屈服于两大主宰者——痛苦与愉悦。"[1] 功利主义者认为，人类幸福的终极目标就是最大化愉悦、最小化痛苦。这看起来不用多解释——疼痛是唯一的邪魔，愉悦则是唯一的幸事。只不过，我们班不巧有位常在课上插科打诨的同学，他从这个逻辑中发现了什么不对，举手提出了自己的质疑："那，老师，万一我就喜欢被人打屁股的感觉呢？"被他一问，老师有些尴尬地试图在一群16岁孩子面前把话题从施虐、受虐上拉回来，然而这句玩笑话的背后的确有许多值得思索的玄机。

经验告诉我，疼痛和愉悦并不是相反的两极，甚至疼痛可以使人愉悦。在读到边沁名言的差不多一个月前，我刚享受完英国小孩心目中最宝贵、最神圣的一段时光——下雪的日子。学校停了课，我和家附近的小伙伴们就地展开了一场雪球大战，我不记得敌人的队伍里有谁了，估计大多都是另一所学校的学生，但我记得的是，每当脸和身体被雪球砸中，我的内心都会升起一股满足的喜悦，而不是痛苦——我为我的队友们接下了一击，让他们看见了我对我方胜利大业做出的贡献。第二天，雪还没完全化，但学校已经恢复了正常教学，我抱着书走在上学的路上，忽然间，某种强烈的冲击让我的腰背瞬间疼了起来——一个雪球在我身上炸裂四散。我回头看见我的弟弟躲在灌木丛后，手里还抓着另一个即将扔向我的雪球。客观地讲，刚才那阵冲击比前一天打雪仗时遭到的攻击都要温柔，但我主观上觉得这次疼多了，而且它在接下来的整整一个小时内都让我的背处于不适状态。情境不一样了——它不再是游戏，而是意外袭击。

这件小事是相似的感官刺激在不同情况下能产生愉悦和痛苦两种相反感受的实例，这一点受学界怀疑已久，直到近年来才在受控的实验室环境中得到证实。其中尤为引人注目的一项是牛津大学的艾琳·特雷西团队于2012年开展的，这也是展现"反向享乐"现象的首个试验。[2]实验参与者被分为两组接受皮肤热源刺激，对照组的成员会随机感受到温暖、非疼痛的热刺激或引起轻微疼痛的中等强度的热刺激；而实验组的成员则会随机感受到中等强度的热刺激或更疼的高强度刺激。每次接触后，参与者都会对自己感受到的刺激强度进行评级，记录自己的愉悦或痛苦程度。

在对照组中，参与者多认为中等强度的热刺激给他们带来了不愉快和疼痛的感觉；而有了高强度刺激作为比较对象，实验组中的参与者普遍认为中等强度的热刺激能让他们松一口气。出人意料的是，他们之中甚至有很多人认为中等强度的热刺激使他们心情愉悦。这些汇报的真实性都得到了参与者身体状况的佐证，功能性磁共振成像证实，在那些表示自己感受到了"愉快痛感"的参与者脑中，情感区域（脑岛与前扣带皮层）的活动得到了抑制。不仅如此，与奖赏回路相关的区域（前额叶皮层与眶额叶皮层）变得更活跃了，减弱了沿脊柱向上传递的疼痛信号。人体的奖赏回路总是在人们表现最佳时被激活，比如赢钱，把避免不了的经济损失降到最低也算一种"最佳情况"。值得注意的是，奖赏回路的激活标准总是依具体情况而变化，所以实验组的成员才会从中等强度的热刺激中获得放松甚至是喜悦，因为在他们身处的情境里，除此之外就只有更疼的高强度刺激可以选择。

这项巧妙的研究表明，完全相同的刺激能在某些时候引起疼痛，在另一些时候又会带来安抚和快乐。因此，通过改变疼痛发生时的环境，人的疼痛经历有可能从负面转为正面，这就是"反向享乐"。这似乎与大家对疼痛的认识相悖：我们觉得，疼痛就是为了伤害我们而存在，疼痛是一种激励我们改变自己行为来规避伤害的体验——一般是以令人厌恶的方式。但耐人寻味之处在于，如果某种疼痛在特定情形下是最不痛的选择，那么我们的大脑会让它变得可爱，甚至鼓励我们主动寻求它。

阅读了这项有趣的研究后，我还是认为现有的学术不足以解释这个现象。我的知识和经历不断提醒我，人类总体上是趋于寻找愉悦而避开疼痛的，这显然对生存至关重要。从那些先天性痛觉缺失者的悲剧来看，无法感知（因而无法避开）疼痛刺激的人很少能活过青少年阶段。早在公元前4世纪，亚里士多德就发现疼痛和愉悦左右着人们的行为，人类"做出能让自己愉悦之选择，而逃避使其痛苦之物"[3]，他同样认为这是一件好事，称"在教育青年时，我等可以喜悦和痛苦的船舵引导他们"。杰里米·边沁也一定认同这个观点：疼痛即为坏事，愉悦即为好事。可慢慢地我走出课本，周遭的世界和人们的行为让我意识到，如果你把自己的日常生活量化，比如吃了多少辣椒、至今慢跑的总距离、读了多少页《五十度灰》（Fifty Shades of Grey），你很容易就会发现，人类主动寻求痛苦的次数并不少。

剖析这一事实的关键，又一次，在于弄清痛觉的定位，痛觉是我们的保卫者，也是敦促我们做出自我保护行为的动力装置。人类一直在争取奖励、避免惩罚，这样的行为是为了生存和繁衍。人体像在不断走着钢丝，努力实现某种平衡。任何让我们身体达到平衡的刺激都会被当成愉快的事物。反之，那些让我们身体摇摇晃晃的刺激就会被当成不愉快的事物。举个例子，在酷暑天把额头贴在一袋冷冻豌豆的包装上会让你觉得很痛快，但同样的事在寒冷的冬夜里做就很痛苦了；一片过期的面包在饿了两天的人眼里是山珍海味，放在吃饱的人面前就令人作呕。同理，愉悦象征着某种刺激对自己是有益的，而痛苦则是危险或惩罚的标志，某种刺激越是让钢丝上的身体靠近平衡点，带来的愉悦感和奖励价值就越大。

我们对疼痛或愉悦的解读也取决于对未来奖赏和威胁的认识。威胁感或危险感越高，疼痛所带来的不悦感也就越高。假使体会到的疼痛并不会造成生命威胁——如实验中有限度的疼痛，人们的不适感程度就低于疼痛强度。但对癌症或慢性疼痛患者来说，他们常会表现出比疼痛强度更高的不适感。[4]同样，"疼痛很快能得到缓解"这样的预期确实能真的缓解疼痛，这属于我们前文提到的安慰剂效应（或者称之为预期效应更恰当）。[5]更好玩的是，当我们能以轻量的疼痛为筹码换取某些报偿时，我们通常会乐意经历相应的磨难，而这种磨难甚至能增强我们在获得报偿时的快感，人类为了种植和捕猎食物所经历的辛劳和痛苦就是一个简单、基本的例子。

疼痛和愉悦的互相转换会因社会文化因素的加入而更加神秘莫测。我的弟弟是英国军队的一名军官，并且已经习惯了享受疼痛，至少我这么觉得。从一个纯真的文科毕业生进化为硬派战士，他经历了很多。他在军校里每天早上5点起床，经历一整年的繁重训练后，又要接受排长的战役进修课程，需要连续3个月背着重重的砖在威尔士的山间冒着雨爬上爬下。我们每次见面，他都会半开玩笑地嘲笑起我的身板，一副可以轻轻松松慢跑个几公里，却在军队里一周都待不下去的身板，然后即兴在花园里部署一次军营训练。在我拼了命完成第30个俯卧撑的时候，好像还嫌我的洋相出得不够似的，他不忘雄赳赳气昂昂地喊上几句口号："痛，是软弱正在离开你的身体！""今日痛，明日强！"——对了，这句可不能少："一分痛苦，一分收获！"

抛开我们兄弟才明白的讽刺喜剧效果不谈，这些格言确实揭示了疼痛、愉悦和目的之间深层次的联系。我曾经在伯明翰伊丽莎白女王医院学习过，那里也是皇家国防医学中心的所在地，那时我遇见了许多认为疼痛有必要、有意义，甚至能带来喜悦的士兵。皇家国防医学中心的一项心理实验发现，从军人员通常会视情况对疼痛持有两种态度。一种是"一分痛苦，一分收获"，主张疼痛是军人的必需品；另一种则是宣扬硬汉形象，认为感受到或表现出疼痛是弱者的标签。[6]社会认知和文化期望影响了疼痛行为，甚至让它变得令人愉悦且向往，想维持硬汉人设的拳击手是这样，在羞耻文化较强、以压抑疼痛（即使是疾病所致）为豪（在第9章中会提到）的环境中成长的群体也是这样。每次我检查疼痛中的患者都会发现，了解他们的背景、听一听他们对疼痛目的的固有看法，都有利于我做出更准确的诊断。

人类的行为清楚地展现出了一个真相——我们并不认为所有的愉悦都是好事，所有的痛苦都是坏事。与"追求愉悦、避开疼痛"的初构想不同，我们其实是在寻求奖赏、避开惩罚，这里的区别微妙而关键。这些奖赏可以维持我们的体内外平衡，促进我们融入这个社会，并最终保护我们生存下去。奖赏的含义总是在变化。当我们感受到疼痛或者喜悦时，感官信息、体内平衡和对潜在奖赏与危险的预期齐心协力地产出疼痛的"主观效用"，即疼痛对我们每个人的意义。这会让我们思考疼痛的核心谜题之一：为什么疼痛刺激的强度和最终被感受到的痛感之间差距可以这么大？其背后的机制可以通过疼痛的"动机—决定模型"解释。该模型由加州大学旧金山分校的神经学教授霍华德·菲尔兹提出，他声称"有害刺激的强度与实际痛感之间的差异可以看作某种决策的结果"。[7]

此处的"决策"具体指大脑需要决定我们是对疼痛刺激做出反应，还是去对付同等重要的另一件事。再强调一下，这些决策都是在无意识中做出的。在眨眼的瞬间，我们脑中的人体防卫部就开始权衡利弊，下达了是否产生痛觉的指令。举一个相对极端的例子，一个在公园慢跑的人不小心被巨型野犬咬伤了腿，但他当下不会觉得疼，因为他的大脑和身体都在专心做另一件事——对抗，然后打败这个对生命的威胁，或者直接逃跑。当自我保护的动机和痛觉产生矛盾时，任何比疼痛对生存更重要的事情都会产生止痛效果。这也帮助女性在分娩时缓解疼痛。另外一点，在"动机—决定模型"中，潜在奖赏能维持止痛效果的期间，人们都能忍耐身体的疼痛。

痛觉—愉悦难题中的决策背后隐藏着复杂的神经科学原理，但它在很大程度上可以归结为两个关键要素：阿片类药物和多巴胺。其实多数阿片都能够由人体自发生成，也是人会对特定刺激或体验着迷的必要成分。例如，增强的阿片信号会让人从食物中获取更强的满足感，被抑制的阿片则会大大减少进食带给人的欣喜。[8]此外，抑制阿片也会连带着弱化奖赏机制催生的止痛效应。[9]阿片会促使人类喜欢上某物，而多巴胺是让人渴望某物的神经递质。多巴胺会激励我们采取行动获取奖赏或者逃避惩罚，而某种奖赏近在眼前的时候，它便能有效缓解疼痛。注射多巴胺的人对未来的信心和希冀会得到显著强化。

伦敦大学学院的一项研究可以证实这点。实验中，受试者会收到一张列有80个旅行目的地的清单，他们需要按照自己对这些旅行地的向往程度进行排名，排名分为两次进行。第一次所有人都会服用安慰剂，想象在其中40个目的地中度假的情形后进行排名；第二次会有一半的人服用多巴胺药物（帕金森症药物左旋多巴），另一半则再次服用安慰剂，想象自己在剩下的40个目的地度假的情形并排名。第二天，受试者要在前一天给出相同评级的每对目的地中选择其一，接着再一次性给所有目的地重新排名。惊人的结果出来了，服用多巴胺的受试者对旅行目的地的愉悦期望值有了惊人的增长。[10]多巴胺不仅鼓动我们寻求奖赏，还会在疼痛刺激停止的情况下分泌，这表明疼痛的缓解也是奖赏的一种。[11]谈到与止痛相关的喜悦，不得不提，成为悲观主义者事实上带来的不全是坏处。牛津大学一项研究发现，与乐观的人相比，性格悲观的受试者在疼痛缓解时获得的喜悦更多。[12]这是因为，止痛奖赏的来源是对负面预期的打破与惊喜情感的产生，而对从没想过情况会好转的人来说，二者都会更加强烈。

为了了解多巴胺和阿片类物质是如何让疼痛变得愉悦的，我们来看看凯蒂女士的大脑。凯蒂正在伦敦跑马拉松，跑程即将达到20英里（约32公里）。数小时的奔跑让她的肌肉分泌了大量乳酸，这会刺激伤害感受器向她的大脑发射伤害信号。

然而，由于她非常期待能完成这场马拉松，毕竟抵达终点对个人而言意义非凡，还能得到社会的认可，她脑中的腹侧被盖区会阶段性地分泌多巴胺，进

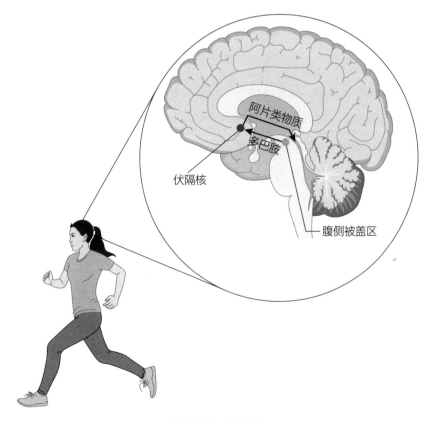

奖赏回路与止痛效应

而引起大脑奖赏回路的关键部位（伏隔核、腹侧苍白球、杏仁核）分泌像内啡肽这样的阿片类物质。不光是因为奖赏预期，体会到愉悦时，这些区域也会分泌阿片类物质。最终，阿片类物质的分泌抑制了从凯蒂腿上传输的痛觉信号。而人类身上一种非常普遍的基因变异也会让人在受到有害刺激时分阶段分泌尤其多的多巴胺，高浓度的阿片类物质则紧随其后。[13]

有趣的是，大脑的疼痛中枢和愉悦中枢有显著的重合区域，尤其是在奖赏机制涉及的部位。俄亥俄州立大学的一项研究揭示了愉悦和疼痛的内在联系，研究人员发现止痛药扑热息痛能从情感调节的角度缓解疼痛，使有害刺激带来的感受没那么让人不悦，但同时会减少患者生活中的愉悦感。[14]很明显疼痛和愉悦是直接相互影响的，很早人们就总结出，食物、性行为、音乐等令人心情舒畅的经历能大大减轻疼痛。[15,16]尽管注意力的分散是一个原因，但究其根本还是因为愉悦刺激让大脑产生了安全感。反过来看，疼痛体验则会降低幸福感并减少人们寻找愉悦的行为。我常从持续性疼痛患者身上看到抑郁症的核心特征之一，即快感缺失，一种无法从先前的愉悦行为中再度汲取快乐的症状。除了影响人对快感的体验与追求，慢性疼痛还会介入控制目标追求和行动的回路，导致患者在处理慢性疼痛时做出的决策和应对策略受影响，最终陷入恶性循环中无法自拔。[17]

大脑的奖赏回路在急性疼痛转为慢性疼痛的过程中起着至关重要的作用，而且这一点越来越明显。许多研究已经证明，持续性疼痛患者的奖赏回路的关键区域会发生结构及活动变化。[18,19]持续性疼痛患者体内释放的多巴胺明显比较少。对健康人士来说，多巴胺有助于驱动他们对刺激做出反应，不论是规避或从中学习，还是期待从积极的刺激中获得快乐和奖励。持续性疼痛患者体内释放的多巴胺会减少，导致动力降低，产生抑郁感。[20]与健康对照组相比，纤维肌痛(一种持续、广泛性疼痛的疾病)患者的脑部，负责分泌多巴胺的腹侧被盖区在预期和缓解疼痛时的反应都明显更小。[21]这也能够解释纤维肌痛等持续性疼痛患者的高疼痛敏感度。厘清疼痛、愉悦和奖赏机制间错综复杂的关系，对找到更好的药物和心理疗法来治疗持续性疼痛而言至关重要。

很明显，在疼痛能带来回报时，人们会主动追求一定程度的痛苦。如果大脑决定有别的事比疼痛更能促进人的生存发展，它就会发挥止痛效应。这完全是一件好事。在凯蒂跑马拉松时，她的疼痛得到了缓解，甚至可以抵达跑者亢奋状态，这是因为预感到完成马拉松的回报，她的脑部会持续不断地分泌出天然止痛药——阿片类物质和大麻素。可是，为什么我们有时会单纯地从疼痛本身感受到乐趣呢？吃辣椒可不像是什么能带来回报的事，如果你也像地球上千千万万的辣椒爱好者一样钟情于辣椒在舌尖上灼烧的感觉，那么你也是"良性自虐"者中的一员。该术语由宾夕法尼亚大学心理学教授保罗·罗津发明，意思是"享受最初被身体（大脑）错误地解读为威胁的某种负面体验。正因我们的大脑反应过来自己被捉弄了，发现危险并不存在，才会形成这种'精神战胜身体'的愉悦感"。[22]

在某种程度上，我们所有人都在为了愉悦而寻求一定的痛感，不论是吃辣、用力按摩、性虐行为还是跳进一个太冷或太热的水池里，关键在于这些都是"安全的威胁"。大脑会将这些当成会引发痛觉却不具威胁性的刺激。有趣的是，这和幽默的原理有几分相似——通过违反常理的玩笑来引发"安全威胁"带来的愉悦。[23]我们会觉得不舒服，却完全不害怕。在这种情况下，生命显然并没有受到威胁，所以我们对疼痛的渴望也就等于对回报的渴望，而不是折磨或惩罚。这种类似回报的效应来源于对疼痛的掌控感。你越是了解自己吃辣的习惯，这种效应就显得越发神奇。辣椒素降落到你的味蕾上时，会激发组织烧伤时被触发的同一个受体。知道身体正在发送危险信号却又无须惶恐这件事会让我们产生愉悦。所有的小孩一开始都讨厌辣椒，但很多孩子在一次又一次品尝后学会了从中获取快感，因为他们渐渐意识到自己不会受伤。有意思的是，为了疼而疼这件事似乎是人类独有的行为，放在别的动物身上，科学家们就只能通过报酬的诱惑让它们追寻疼痛。

从未故意伤害过自己（破坏身体组织引发疼痛）的人们很难理解，为什么自残会引起类似放松的情感。我的童年玩伴爱丽（化名）向我吐露她自残已经长达两年时，就连她本人都不知道为什么自己要这样做。她在14岁生日后的第二天和当时的男友大吵了一架。然后，当她的父母外出工作时，她独自坐在厨房里，开始用钢丝球来回摩擦自己的小臂，直到丝丝红肉出现在皮肤上。"当我感到血液从手臂流下时，一种极强的镇静感涌上心头，我的心绪一下就平复了下来。之后，我当然有一种强烈的负罪感，试图在父母和朋友面前藏起那些伤疤。我不知道自己为什么会这样做，本来也不想再这样了，但我想很快我就被那种感觉吞噬了。"

爱丽的行为偶尔会被称为"负强化"，即通过做某事来消除负面感受。爱丽很生男友的气，她担心自己永远不可能拥有一段稳定美满的爱情，这种深深的忧虑在啮咬着她。她说每次划破自己的皮肤时，身体上的疼痛消退后，似乎"焦虑也从她的身体中抽离"，尽管效果短暂。就是这么简单。这并不是什么自我惩罚，并且爱丽说她绝对不想引起任何人的任何关注。然而，对某些人来说，自残也可以是"正强化"，即通过做某事来获得正面报偿，比如，患有抑郁症的人想要通过自我伤害来脱离情感麻痹的状态，体会活着的感觉。自残有时还是一种交流方式，是自残者发给外界的呼救信号，不过这种情况较少见。不幸的是，我知道很多人，包括医生们，都认为自残至多就是博取关注的手段或者一种操控形式，可这两种动机只构成了自残案例的极小一部分而已。

自残显然可以缓解负面情绪，哈佛大学的研究人员尝试解析自残这种难以捉摸、悲伤且似乎自相矛盾的现象背后的机制。在2010年至2013年的一系列研究中，研究员约瑟夫·富兰克林发现，当自残者在试验中感受疼痛时（如将手放进冰水里、接受电击等），疼痛停止后他们的心情甚至比施加疼痛前还要好。[24]而值得注意的是，对照组（非自残者）同样如此。这种现象被称为"疼痛抵消安慰",也是爱丽的心理疼痛会随着生理疼痛(二者在脑部的区域重合度很高)一起消退的原因。哈佛的学者们还发现,如果自残者长期使用同一种刺激(如剃须刀刀片)来伤害自己、引发愉悦感,他们通常会将这种刺激与止痛等同起来,由此减少疼痛本身的不悦感,所以才有那么多人戒不掉自残的习惯。

虽然爱丽常说自己痛觉正常,疼痛抵消后的快感也是释放压力的必要方式,世界上也有很多人在自残时完全不觉得痛。2014年,哈佛的同一团队发现自残者的疼痛忍耐度比其他人高,能把手放在冰水里更久。[25]有趣的是,那些难以调节情绪的人似乎也能更久地忍耐生理疼痛,对自己严苛的人也一样——越自卑且越认为自己"理应被惩罚"的人,能忍受疼痛越久。[26]2019年的一项研究也发现,那些自信心较弱的人(不论是自残者还是非自残者)会觉得不单是止痛后的快感能改善心情,疼痛体验本身也能。[27]

承认她的自残经历后,爱丽说她还被确诊患有情绪不稳定型人格障碍,也称边缘性人格障碍,患者通常难以管理情绪并会自残。研究显示,当看到能唤醒积极与消极情感的图片时,与对照组相比,边缘性人格障碍患者大脑的情感回路(尤其是杏仁核)会变得非常活跃。但当他们接受疼痛刺激时,杏仁核的活跃度就被抑制了。[28]生理疼痛抑制了情感区的活动,从而暂时减少了患者情感上的苦闷。

基于实验结果,约瑟夫和他的同事吉尔·胡利一起创造了"收益与阻碍"理论,根据该理论,疼痛体验和此后的疼痛缓解都能为人体带来一定的收益——负面情绪的减少及正面情绪的增长,既涉及负强化也涉及正强化。[29]但自残也会带来阻碍,最严重的就是对自残景象与刺激的厌恶——血、伤口、刀、剃须刀和其他锋利的物体。在2020年的一项初步研究中,胡利用功能性磁共振成像仪扫描了自残者和健康对照组观看剃须刀和受伤手腕照片时的脑部,对照组的杏仁核明显被激活了,展现出了正常的害怕与抗拒,但自残者并没有这种反应。[30]颇有趣味的是,这些图像激活了自残者的脑部奖赏回路。尽管该实验只是初步探究，证据并不完全充分，但它足以证实，自残者的大脑已经在经年累月的自残中被重塑，将疼痛（不论是其本身还是痛觉刺激）从讨厌的事物变为了某种报偿。疼痛定义的变化并不仅仅是学术界需要关注的问题，在帮助人们重塑大脑、打破疼痛的恶性循环上，它给了我们希望。比如，自残者的高伤害容忍度常被归因于不自信。胡利发现，如果自残者接受能增强信心的心理疗法，他们的疼痛容忍度也将大大降低，甚至学会逃避疼痛："人越觉得自己有价值，就越不愿意忍受负面情况。"[31]

总之，疼痛和愉悦并不如边沁认为的那样是我们的主人。恰恰相反，他们是受大脑指挥的两个仆人，奉命陪在我们身边，让我们去追求奖励、规避惩罚，最终使我们得以生存。这两位仆人机动性很强，而且多才多艺，反映出了大脑在潜意识中为了人体最大利益做出决策的超群能力，也展现了情绪和思想在决定生理感觉与人类行为上起着至关重要的作用。痛觉刺激和威胁、不定性、恐惧结合时会让我们难以忍耐，却又在和安全、性亢奋及对奖励的期待一同到来时让人感到非常愉快。当磨难给人传递出一种生存和繁衍的意味，它也可以是有益和愉快的。如果说疼痛与愉悦间的复杂矛盾教会了我们什么，那就是情感、思想、社会影响等常入不了医学界主流的因素其实是慢性疼痛、成瘾与自残等症状的核心，更有必要成为相关疗法的中心切入点。

7

我知道你有多疼

疼痛也有传染性

你永远无法真正理解一个人，除非你从对方的角度出发……除非，你攀上他的皮肤，在上面四处漫游。

——哈珀·李《杀死一只知更鸟》

（*To Kill a Mockingbird*）

"你感觉到了吗？"我问。

"对的，"乔尔有些无聊似的微微挑起眉，好像这种问答他已经经历过无数遍了，"这种感觉不如我和你面对面时那么真，但我还是有感觉——就在我的左脸，我就像是一面镜子。"

几秒前，我刚刚拍了我的右脸一下，而约5000公里外的他却感受到了我的触碰。和我视频通话的这个男人叫乔尔·萨利纳斯，一位毕业于哈佛的神经科学家，他是难得一见的镜像联觉者，每当看见别人发生什么事，他的身体总能相应地产生同样的感受——至少他的大脑能够想象出那种感觉。"联觉"（Synaesthesia）一词起源于古希腊，意为"共同感知"，指大脑将不同感官杂糅在一起，形成通感效应的过程。通俗地说，就是某一感官（如视觉）上的刺激能够激活另一未被刺激的感官（如触觉）。某些联觉者觉得每个字母都有属于自己的不同颜色，某些认为数字也有人格和性别，某些甚至能尝出声音的味道。

这种别有趣味的症状表现形式多样，目前共有近70种不同类型的通觉者有书面记载。

乔尔的镜像联觉将他的视觉和触觉绑在了一起。假如他走在街上，忽然看见某对父母轻拍孩子的头，或者看见陌生人拥抱，他自己也能被某种舒适且柔和的感觉包围。但如果某人在他视线范围内被针刺了手臂，就会连累他一起遭受那股短暂却粗暴的刺痛。所以我很好奇，为什么在大千世界那么多的职业中，他偏偏选择了成为一名医生。

"问得好！我申请医学院的时候，并没有意识到自己和别人有什么不同。看见病人身处痛苦或者身体被剖开对我来说确实很难，但我觉得联觉也能帮助我和他们共情，有时还能让我找到更多比较细微的病情线索。不过的确，也许我这辈子都成不了一名创伤外科医生！"

我俩一齐轻松地笑起来。当我发觉是他的笑声传递给了我时，我又想起人们总会下意识地模仿他人的表情与手势。我开始明白，也许在某种程度上，所有人都是镜子。尽管乔尔是人类感知异常中比较极端的例子，但他依然可以告诉我们一些普通的痛觉体验。

能和这样一位从漫画书里走出来的"超能力者"交谈，我相当激动，我接二连三抛出问题："你从没体验过，也没办法体验分娩，那看见经历分娩痛苦的产妇时，你又是什么感受呢？"

"特别怪，"他坦白，"我的下腹确实会有一些感觉，我得克服它，因为我知道自己并没有在生孩子。有时我干脆就放弃思考，单纯地去体会那种奇特的感觉。"

他还解释，别人与他越相像，他能感受到的疼痛就越真实。

"那看到他人去世又是怎样的？"

乔尔说，他第一次在医院看到病人去世时，非常自然地注意到了他与在场同学们反应的差别。他在自己的专著《触摸镜子：一位联觉者的自述与人脑的奥秘》(*Mirror Touch: A Memoir of Synesthesia and the Secret Life of the Brain*) 中写道: "医生在为患者做胸外按压时, 我感到自己被紧紧地压在医院的地面上, 我软弱无力的身体在一次又一次的按压下变得弯曲, 空气通过呼吸机狭窄的导管挤入我的身体, 我感觉体内很空虚, 却又在拼尽全力汲取每一丝氧气。我像是死了, 但其实并没有死。"[1] 然后他冲向洗手间, 吐在了洗手池里, 一遍又一遍地提醒自己并没有离开这个世界。

建立能区分自己和他人的机制是必要的。"多年来, 我发现正念法可以说很有效地帮我及时从病人的痛苦中抽身。"部分镜像联觉者就没那么幸运了, 他们只能被束缚在家中——这是不被别人的感觉淹没的唯一方式, 阿曼达就是其中之一。她在2015年接受了美国公共国家广播电台《无形之力》(*Invisibilia*) 节目的采访。她家没有餐桌, 因为她无法与别人一同进食, 每一口别人吃进去的食物最后都仿佛从她的喉管中滑落。[2] 家里的窗帘永远不会拉开, 因为光是看见外面的人就会让她的感官世界波涛汹涌。每一次出门都危险重重。有一次, 她在去超市的路上看见公园有个小男孩向后摔着了脑袋, 当她跑过去帮助他时, "刹那间我的视线开始模糊……在能跑到那边之前, 我就跪倒在地……我头痛欲裂, 到最后只能爬向他"。

接下来我问了乔尔一个我无论如何也想知道的问题: "我们要怎样确诊或证明某人是镜像联觉者呢? 总有人会怀疑你捏造了这一切。"

"他们的怀疑很合理, 若非亲身经历, 客观地评判镜像联觉症状实在不简单, 就像是评估某人的同理心一样, 而且不同联觉类型之间的差异也很大。"

不过, 乔尔的确参与过可能是目前最客观的联觉评估。伦敦大学学院的杰米·沃德和迈克尔·班尼西请他接受了一系列实验, 其中就有"视触一致实验"。乔尔的左右脸分别会贴上一个小小的塑料击打器, 击打器由电线连接到电脑上。他需要看一段视频, 视频中女性的左脸、右脸或者两边同时会被拍打。每一次她的脸被轻拍, 乔尔脸侧的击打器也会拍他的脸, 每次拍打后, 他需要指认是哪个击打器进行过工作。乔尔发现区分拍打是落在女人脸上还是自己脸上很难，几乎是不可能完成的任务，因为二者给他的感觉都一样真实。他的指认满是错误，实验人员告诉他，这就清楚地说明了他是一位镜像联觉者。

乔尔的叙述中有一句话最让我兴趣盎然，他说，感受他人的疼痛让他富有极强的同理心。如果我们将同理心定义为感受、理解他人疼痛的能力，那就能很好地理解为什么乔尔会同理心爆棚了。近年也有新鲜出炉的证据支持二者之间的联系。前文检测乔尔的两位学者沃德和班尼西已经研究镜像联觉者十几年了，在2018年的一项研究中，他们发现，从某种程度上说，这一群体和普通人比起来确实有更强的同理心，理由如下：镜像联觉者更擅长分辨面部表情，对他人情感的反馈也更细腻。[3]而令人意外的大概是，联觉者并没有高于正常水平的所谓"认知同理心"，即换位思考的能力。让他们与众不同的强烈又原始的"情感同理心"，其实是因为他们很容易弄混自己和他人的界限。美国教授兼个人发展学专家布琳·布朗对同理心的定义是我最喜欢的——"感同身受"，而镜像联觉者就是这一定义的化身。

结束对乔尔的采访后，我开始思索两个问题：第一，会不会我们所有人或大多数人都在某种程度上下意识地感受着他人经历的痛苦呢？第二，能感受到别人身体上的痛苦是产生同理心的原因吗？虽然前文我们已经探讨过同理心的定义，但是在深入探究这两个问题之前，我们也需要辨明同理心不是什么。同理心不是承认他人的疼痛，因为那是遗憾。更进一步来讲，不是对某人的痛苦感到抱歉，因为那是同情。想要减轻某人的痛苦就是怜悯，而这在理想情况下会让人做出积极的行动。

乔尔并不那么孤单，全世界有大约2%的人是镜像联觉者。[4]联觉能力很可能与基因有关，因为联觉者的体质似乎确实会通过血缘传递，但具体的联觉症状也会受环境与成长经历变化的影响（这点目前还没有完全探明）。[5]奇怪的是，有人在中风或截肢后也能获得联觉能力。大约有三分之一的截肢者在看到别人被触摸时，自己的幻肢也会有"知觉"。这可能是因为，他们大脑中观察到的触摸和感官触觉的联系发生了改变。[6]虽然我们中的大多数肯定都不是联觉者，但我们只需稍加观察就能意识到疼痛具有传染性。看见别人从自行车上重重摔倒在地时，我们会倒吸一口凉气；电影里出现暴力或折磨场景时，我们也会坐立难安。

我对自己做了一个简单的实验。在视频网站上搜了一会儿后，我找到了一个"反应视频"，发布反应视频的博主会在视频里观看令人觉得有趣、震惊或奇怪的内容，而你可以看到他们的实时反应。我看的是演员博主泰隆·马格努斯的反应视频，他在观看两位女士在一张桌子上的掰手腕比赛。一开始两人势均力敌，很快，其中一方便占了上风，并缓缓地把另一位的手臂压往桌面。突然，可怕的断裂声传进了耳里——好在马格努斯这时很贴心地把掰手腕的画面黑掉了，但他自己则不幸地看见了一切。在女人手臂骨折的那一刻，他一边尖叫一边痛苦地龇牙咧嘴，并且立刻用左手抱住右臂做出自我保护的动作，仿佛骨折的人是他自己。对大部分人而言，这是一种不愉快的情绪反应，感觉并不完全像疼痛，但看见别人经历痛苦，自己也感受到情感与感官上的疼痛并不是怪事。大量证据表明，这种时候我们脑内与直接痛觉相关的许多区域也会被激活。[7]当泰隆目睹女人骨折时，他大脑中的疼痛信号被激活，而且定位疼痛来源的区域也被激活了，这被称为"神经共鸣"，即把他人的疼痛投射到自己身上。这定然是一种真实常见的现象，但这一过程是否由人脑中某种"共鸣神经元"引起，学界对此展开了如火如荼的讨论，也让我们像爱丽丝那样钻进了一个妙趣横生的兔子洞。[8]

大脑成像显示，疼痛中枢和愉悦中枢有显著的重合区域，从中我们已经可以推断出很多信息，而2015年加州大学洛杉矶分校的研究更是进一步证实了疼痛和同理心二者之间的联系。[9]研究人员首先对102名受试者进行了功能性磁共振扫描，就该类型的研究而言，这个样本数量相当庞大。他们发现服用安慰剂能够缓解受试者的痛感（手背接受电击），但在观看前一日结识的人接受电击的图像时，受试者的共情能力有所降低，与同理心和疼痛关联的脑部区域也相对更平静。这项研究的第二个环节才是重中之重：服用纳曲酮（一种阿片拮抗剂）后，50位受试者再次接受了电击。这次药物阻止了安慰剂效应发挥作用，受试者感受到了极大的疼痛，但他们对别人疼痛的同理心也恢复了。从中可以看出，在自己疼痛与看见别人疼痛的两种过程中，大脑的运转方式是非常相似的，用上述这篇研究的标题来说，就是"共情疼痛的基础是自我疼痛"。

为了理解"神经共鸣"及其对同理心的意义，我们首先需要探索它在大脑中是如何生成的。人类在儿童时期已经初显对他人疼痛的共情了。2008年，芝加哥大学的一项研究发现，7岁左右的儿童见到其他人疼痛时，脑中的导水管周围灰质（对疼痛感知至关重要）与运动皮层都会亮起。[10]这意味着当一位7岁的小朋友看见父亲的手指不小心被锤子砸到的时候，他能够明白对方一定很疼，然后会因此注意自己的拇指或手部，还可能会条件反射地捏紧自己的拳头，甚至自己也感受到疼痛。这种疼痛的传递就是同理心的基石，也是"神经共鸣"的原型。但仅凭导水管周围灰质的激活并不足以让儿童理解疼痛者的情感和经历，也不能让他们确定对方的疼痛是否有意而为，只有当该区域与前额叶（大脑的思维与决策区域）以及其他情感区域（前扣带皮层、杏仁核、脑岛）相配合时，"神经共鸣"才能实现。[11]

在儿童和青少年阶段的过渡期，大多数儿童都能够形成完善的同理心，成功理解经历生理或是情感痛苦的他人。之后他们还能对自己从未见过的抽象群体产生共情，如海啸生还者、火车事故受害者、独裁统治下的人民，等等。"捕捉"他人疼痛的能力对健全的人际关系尤其重要。有着反社会人格（人们通常称之为"精神变态者"）的青少年在看见他人身体疼痛时，脑部情感区域的反应普遍较弱。在某实验中，研究人员为反社会人格青少年展示了一些身体部位遭受疼痛刺激的图片，如被门夹的手指，同时利用功能磁共振成像技术扫描他们的大脑。[12]当研究人员要求他们想象这些部位属于自己时，他们的情感区域有明显的活动，但在想象身体部位属于他人时，这种活动就大大减少。有趣的是，这种活动降低的程度能够预测反社会人格的严重程度。

在大脑的共情机制中，有一个部位尤其重要，即前扣带皮层。它能预料错误、监测想象和现实的冲突。当预期外的状况出现，如收到太多或者太少的回报时，它会开始飞速运转。在第5章里，我们已经见识到前扣带皮层探测并评估生理、情感及社会意义上的疼痛的过程，这是一块专注于个人利益的大脑区域，它能判断我们是否得到了我们应得的东西，评判我们是否被社会排斥或是否经历了生理疼痛。[13]所以奇怪的是，当我们对他人的痛苦感同身受时，前扣带皮层也几乎总是参与其中。2010年韩国的一项研究也许有助于解释这一点，但研究结果从利他精神层面来看并不正面。[14]研究人员发现，人们仅仅通过观看他人的痛苦经历就能学会害怕与规避风险，而前扣带皮层的活跃在这一学习过程中起着关键作用，说明在人们旁观的同时，还有其他事情在发生——他们自己也需要感受到疼痛。我们能从自身的疼痛经历中学习，但他人的经历一样能让我们吸取教训。我很好奇，我的恐高是不是能追溯到童年初次看马戏时的惨剧。当时，原本在10米高空荡来荡去的空中飞人忽然摔落在地，这位躺在由木门变成的担架上痛苦地扭动着的演员接着就被抬出了马戏团。我烹饪时小心谨慎的态度没准儿是因为我曾看见6岁的弟弟大大咧咧地把一条鲭鱼扔进滚烫的平底锅里，结果热油溅到他的额头和左胳膊上，给他造成了痛苦的三级烧伤。对疼痛者的关切和照顾无疑是疼痛具有传染性的原因之一，但它很大程度上与个人利益直接相关。即便只是稍微品尝了他人疼痛的滋味，也会让我们更加努力地避免自己陷入造成他人痛苦的情况。权衡实验证据后，斯坦福大学生物学与神经学教授罗伯特·萨尔波斯基在他的著作《行为》(Behave)中简练地总结道："感受他人的痛苦，能比单单知道他们身处痛苦之中让我们学得更快。"[15]

正如我们自己的疼痛经历一样，感受他人疼痛的过程也受认知系统的影响，从过往经历、文化信念再到我们对他人痛因的判断，这些因素影响了自身疼痛系统对他人疼痛产生反应的程度。2010年的一项实验发现，比起因吸毒而感染艾滋病的患者，受试者在看到因输血而感染艾滋病的患者经受痛苦时，前扣带皮层会更活跃。[16]回想我还是急诊部实习医生的时候，在脸部无端被划伤的患者和喝了好几大杯烈性啤酒醉醺醺地从巴士候车亭顶部摔下来的患者之间，感受前者的痛苦估计要更容易。让人失望的是，比起不同种族的人，受试者看见同一种族的人疼痛时，前扣带皮层往往会活跃得多。[17]意料之内的是，这在本就有种族偏见的受试者身上更加突出。[18]这令人非常焦虑，因为一个人越难对不同圈子的人产生共情（不论是按种族、社会还是其他分类），他就越不可能帮助他们。不过，对人类社会来讲也有好消息——澳大利亚和智利联合开展的一项研究发现，如果能增加不同种族成员的相处时间，大家在观察其他人种的痛苦时，自己感受到的痛苦也能加深。[19]

对乔尔·萨利纳斯而言，别人与他越相像，他能感受到的疼痛就越真实。尽管大部分普通人对他人的疼痛敏感度远远比乔尔要低，证据显示，至少就上面那点而言你我都和他一样：我们都更容易对与自己外貌或行为相似的人共情。当疼痛者和我们相似时，疼痛回路的情感区域就更容易共情；疼痛者和我们不同时，大脑的认知区域（如前额叶）就需要做出更多弥补。简而言之，就是要进行更多思考才能站在他们的视角。我们可以好好借这一点利人利己。简单地承认每个人都存在隐性偏见，然后消化这个事实，我们的前额叶就能够得到一定的训练，竭力帮我们感受眼前另一副身体的不适。在帮助他人的过程中，我们也会想要减少大脑的工作量。越去理解他人，大脑的工作量就越少，我们也就越容易共情。国际慈善组织积累的经验是，最成功的动员与募资往往不用强调受灾人数，如东非难民与印度洋飓风的灾民数量，而是要细致地呈现每个个体能触动人心的真实故事，用特蕾莎修女的话来说就是："如果只看到群体的符号，我永远都不会行动，但如果个人的苦难逼近我的眼前，我绝不犹豫。"

然而，当疼痛对象是你讨厌的家伙时，感受他的疼痛并产生同理心并不是那么容易。米纳·西卡拉还是普林斯顿大学的博士生时，某次她戴着波士顿红袜队的帽子去看纽约洋基队的棒球赛，周围人向她投来的恶意和咒骂激发了她的研究灵感。她与当时的导师苏珊·菲斯克一起进行了一系列实验，目的是衡量不同群体之间的妒忌、仇恨与幸灾乐祸的程度。[20]在其中一项实验中，她们找来了波士顿红袜队和纽约洋基队的粉丝，用功能性磁共振成像仪记录了他们观看球赛时的脑部活动。当两队的粉丝观看和他们都没有竞争关系的巴尔的摩金莺队比赛时，这支队伍的输赢都不太能引起他们的脑部活动。但当他们看见自己的对家输给金莺队时，他们脑部的奖赏愉悦区域亮了起来——这就是一种纯粹的幸灾乐祸。其他使用自我陈述、功能性磁共振成像与测量微笑度（笑肌活动）的实验还显示，当霉运降临到社会地位高、能力强的人头上时，也就是大家忌妒的对象头上时，我们倾向于感觉良好，而他们的成功则会激活我们的前扣带皮层——他们的收获，就是我们的痛苦。[21]

不难猜测，如果一个人要克服这种本能去照料身处困境的对手，他的前额叶皮层得下不少功夫，对男士而言这甚至更有挑战性。伦敦大学学院的一项实验让受试者们参与了"囚徒困境"游戏，玩家可以选择帮助或者背叛他人。[22]在看到其他玩家被电击时，他们的脑部活动也会同时接受扫描。受试者脑中的共情区域在看到帮助自己的搭档痛苦时会被唤醒。不过让研究者没料到的是，在看见背叛自己的人接受疼痛刺激时，男性受试者不仅共情区域活跃度降低，他们的奖赏愉悦区域也被点亮了，而这在女性受试者的大脑中并没有发生。也许男人天生就更能从复仇中收获快感——这种性别差异大概更多体现在文化而非生理层面。不论如何，我们从他人经历中感受到的疼痛或愉悦都取决于我们对对方磨难的诠释。

我曾向我的一位老友解释"神经共鸣"现象，他是学哲学的，听完向我掷出了一个很有趣的点："有没有可能，这是我们大脑里的道德区域？我们不想伤害别人，因为对他人的伤害最终会传递给自己？"为了回答他，我开始查阅当时最新的一些资料。2017年，加州大学洛杉矶分校的一个团队和他想到一块儿去了，他们开始观察神经共鸣是否会影响道德抉择。研究人员给志愿者播放了两段录像——用针扎手的片段和用棉签轻轻戳手的片段，并用功能性磁共振成像仪记录了志愿者的脑活动。一个月后，志愿者要在10个与疼痛有关的道德窘境中进行二选一的抉择。比如，你正住在一个被战争蹂躏的村庄，残杀成性的士兵们刚刚到达了附近，小镇的人们藏得很好，但你身边的婴儿偏在这时要哭了，你可以选择扼死他以救下更多居民，也可以让他就这样哭出来，但有暴露大家位置的风险，这样最终会导致大家的死亡。抉择在于是伤害婴儿以拯救更多人还是不伤害婴儿。研究者提出的假说是："对他人疼痛神经共鸣更强的受试者会在道德窘境中表现出更强的伤害规避倾向。"换言之，在旁观时能感受到更多他人疼痛的人更不容易伤害婴儿，因为他们不想自己也体验那份痛苦。然而，他们最后并没有发现二者之间有什么规律的关系。根据这项研究，我友人的推测不能成立，神经共鸣并不是我们道德的基础，但我认为这对人类来说是件好事，因为它表示，让我们做出符合伦理选择的是我们对他人的真诚关心，而不仅仅是因为我们自私地不愿意体会疼痛。

捕捉他人的疼痛似乎能让人类自身、他人和社会都受益，但它不能没有限度。一项研究中，观看疼痛刺激画面的医生和非医生分别被安装了脑电极以检测脑波（产出脑电图）。[23]对照组（非医生）看见别人的身体部位被针扎到时，脑电波显示出了很典型的情感波动。然而医生却显示出了较低的情感波动，他们和疼痛者之间似乎形成了一层厚厚的保护膜。这显得很无情。确实，我也有一些同事对病人淡漠到令人不安的程度，但这种后天反应可能对缓解医务人员的同情心疲劳或精神疲劳很重要。不让自己对每一位病人的疼痛都产生过多的参与感，可能会为医生的大脑腾出更多的认知空间，让他们有更多余力运用知识与技能去帮助病人。

了解了关于同理心的诸多知识，我们现在来到了一个关键的思考时刻。体会他人的疼痛能让我们很好地学会避免自身遭受疼痛，也对发展健康的社交关系很重要。但是——这个转折很重要——体会到他人的疼痛并不一定会让你为别人的痛苦做些什么。事实上，它还可能起到反作用。如果我们对某人的疼痛共情并自以为这就是善良，这种自我满足感很可能构成"成就"的假象，而事实上我们并没有做任何实际的事。同时，如果看见某人的疼痛让我们感到痛苦、焦虑和压抑，我们大概就会更关注自己的需求，而不是去帮助别人。解决这个明显矛盾的关键在于，我们要保持体会他人疼痛的能力，但应当持一种更超然的态度。当受试者被要求专注自身、感受他人的疼痛时，他们会降低帮助他人的可能性，这不无道理，因为看见疼痛最终导向的是自我保护。但如果受试者专注于为他人着想（例如，训练自己的同理心并学会付出实际行动去减轻他人的痛苦），他们就更有可能将自己的共情转化为善良的举动。[24, 25]因他人遭受苦难而痛苦不是坏事，不论他们就在你面前还是在地球的另一边，但真正有意义的应该是我们为缓解他人疼痛而做出的努力。我们应该后退一步，给我们的大脑一些休息和思索的空间，并找到伸出援手的方法。当我们照料疼痛者时，我们应当用心，如果疼痛者认为我们有同理心、友善，实际上更能缓解他们的痛苦。[26, 27]你我是他们的好友、配偶、护士、医生和关怀者，而不是机器。我们的人性如果由智慧和爱意承载，将成为一剂有效的良药。

　　人类能将他人痛苦投射到自身的发现对持续性疼痛患者有着直接影响。潘姆是我的一名慢性颈痛患者，每回她看见别人扭动脖子来获取更好视野的时候，比如她的儿子缩着头看手机时或者工人从地面伸长脖子检查屋顶时，她就会感到自己的脖颈一阵剧痛。不了解原因的她困惑且苦恼，这再度加剧了她的颈痛，于是我向她简要解释了神经共鸣，即我们的大脑会模仿他人的行为，虽然这常是无意识的，但偶尔也会产生痛感。这是一种保护机制，使我们能够了解并避免伤害。在她的情况中，这种投影机制只是过于想保护她而已。知道了这点，她渐渐不再把别人的动作当成危险的行为。慢慢地，这些场景就没有再引起她痛感的爆发了。我深信，神经共鸣理论的应用能帮助患者摆脱长期疼痛的泥沼，与此相关的是一项激动人心的新疗法——"分级运动想象疗法"（graded motor imagery），这种治疗会让患者学会接触并掌控自己的共鸣系统，进而达到不受其他疼痛者影响的效果，用其研发者的话来说，就像是"躲过疼痛的雷达"（详见第11章）。[28]当我们与持续性疼痛患者交流时，一定要搞清楚他们的疼痛是否会因神经共鸣而加重，因为我们需要意识到言语和行为的潜在影响。时刻铭记疼痛会传递不仅是帮助疼痛者的关键，也是将感同身受转换为积极援助疼痛患者的行为的重中之重。

8

万众一心

社会性疼痛

多么不幸，多么孤独，

他总是任由病痛野蛮地啮咬着自己的躯体，无人怜爱。

——索福克勒斯《菲罗克忒忒斯》(*Philoctetes*)

社会性疼痛听上去挺抽象，但它的滋味没人会陌生。不论是体育课找不到搭档，还是原本期待的好友婚礼请柬迟迟没有到来，凡是被排除在群体之外的心痛感都足以令人崩溃。这种不快而普遍的体验在远古时期就不是什么新鲜事，但社交媒体的到来又为社会性疼痛的膨胀提供了无数新方式——你的个人价值全看你收获了多少个赞，批判和排斥与你只隔着一层屏幕，还有，你永远都不知道，自己哪一刻就会被看不见的暴民们群起围攻。

2003年，加州大学洛杉矶分校的研究人员发现社交排斥带来的疼痛——人们口中"心碎""伤人"的感觉——并不局限于心理范畴，还能催生真实的痛感。应景的是，他们在独创的一项交互式电子游戏中发现了这一点。[1]博士生娜奥米·艾森贝尔格与她的导师马修·利伯曼设计了"Cyberball"这款独特的电子传球游戏，校内的本科生们则被选作实验者，他们会单独加入游戏，并在游戏过程中接受功能性磁共振脑部扫描。每位实验者在游戏中都会遇见另两名玩家，根据工作人员的暗示，这两位"搭档"和实验者一样同为真人，但实际上，它们只是电脑模拟器。"三位"玩家将以三角形的站位互相传球,"这是你能想出的最无聊的游戏",利伯曼自嘲道。一开始,他们会按照规则轮流传球,但游戏进行一段时间后,两个电脑模拟玩家就会开始把球只传给对方,让真正的玩家孤零零地站在一旁。此时,实验者的脑部就呈现出了耐人寻味的反应。他们的前扣带皮层变得更加活跃了,而这是与生理性疼痛息息相关的区域,它将情绪、认知和感官信息杂糅在一起,试图理解疼痛的含义。艾森贝尔格接下来的一系列其他实验显示,生理性疼痛阈值更低的人们在被社会排斥时会心生更大的痛苦,而那些在传球游戏中表达出更高程度的社会性疼痛的实验者,如果在游戏结束后接受疼痛刺激,情绪上也会涌现更强烈的不愉快。[2]生理性疼痛和社会性疼痛在人们的神经深处难舍难分,这乍一想很离奇,但回顾疼痛的本质,我们就会发现它是说得通的。在人类大脑的分析中,与他人的分离也是一种有害现象,还可能威胁到我们的生存,而疼痛本质上是保卫者,是一种不愉快的感觉,驱使我们趋利避害。艾森贝尔格的首篇论文引用了先前的相关研究,比如前扣带皮层受损的仓鼠妈妈不再时刻守在自己的孩子身边;有过类似神经损伤的松鼠猴幼崽与母亲分离时也不再哭泣。[3,4]

　　这项研究的结论对人类理解并治疗疼痛意义重大。"生物-心理-社会"模式理论其实已经出现了很久,但我上医学院那会儿才刚刚开始在医学研究领域获得关注,这是一件好事,因为所有的疾病,尤其是慢性疼痛,如果不考虑患者心理和所处的社会环境,是不可能得到充分理解与治愈的。可在这个模式中,"社会"是被排到最末的一个元素,医学院和医生们又往往只是在嘴上提一提就作罢。这也不难理解,毕竟医者看诊总是要在短短的时间内加工大量信息,以便在短时间内做出重大决定。病人背后的社会情境复杂、主观,且往往显得没有条理。相较之下,生物机制的规律和确定性总是更加便利。然而事实是,从个人认知到社会交际,再到社会本身的结构,"社会"元素对疼痛体验非常重要。

要是我告诉你，有这样一种疾病，医学课本里找不到它的身影，它对人类的影响却比吸烟还大，能导致抑郁症与自杀，并且具有传染性，正危害着越来越广大的社会群体，你会想到什么？——它的名字叫作"孤单"。社会孤立破坏人生，让太多的生命过早凋零，是社交状况与疼痛深刻地交织在一起的鲜明案例。疼痛导致孤立，孤立导致疼痛。患有持续性神经性疼痛（由神经受损引起）的小鼠会减少与其他小鼠的互动，无论它们原本相熟与否。但如果小鼠服用神经痛用药加巴喷丁，让疼痛得到缓解，它们的社交活动就会回归正常。[5]人类社会中的相似情况屡见不鲜：疼痛会打击人的活跃性，加剧（对疼痛与耻辱的）恐惧，使人们情绪低迷、更加疲惫。因此患者倾向于躲在家中，与外界隔绝，逐渐变得越来越孤立。随着社交网络的每根丝线都被无情剪断，一个人的世界便轰然倒塌。社会孤立极大地威胁着人类的身心健康，它是自杀的常见诱因，对健康的危害相当于一天抽15支烟。[6]社会孤立本身也恶化了持续性疼痛，这是一个可怕的恶性循环。[7]人类是社交动物，但也需要独立自主的能力和控制自己的身体与生活的能力，持续性疼痛却剥夺了人对自我的掌控感，让患者比常人更依赖群体的支持。

振奋人心的是，大量（通常充满趣味）的证据表明，社交就像一盒几乎对所有疼痛都能见效的万金油。2010年，牛津大学的心理学家在一项研究（这项研究很具有"牛津气质"）中指出，团队合作会提高人们的疼痛阈值。[8]他们从牛津最强的两支男子划船队——蓝船队和伊希斯队中招募了12名受试者。运动员们一周内需参与两次测试，每次在室内划船模拟机上划45分钟。其中一次每人单独进行，而在另一次实验中，选手8人一组并排坐着同步划桨，模拟同在一艘船上时的情形。测试环节过后，工作人员会把血压袖带绑在运动员的非惯用手臂上，刺激缺血性疼痛（因为此时组织的血液供应受到了阻碍）。尽管两次测试的运动速度相差无几，比起单独测试，集体合作的测试后运动员几乎能忍耐加倍的痛感。结论显而易见：和小组成员一起工作能够消减痛苦。当运动员们在队伍中划船时，也就是所谓的"万众一心"时，他们的大脑很可能认为眼前的任务更具意义与目标，于是产出更多的内源性吗啡——内啡肽。不过，原因或许不止一种，划船运动中，队员们动作整齐一致是获胜的关键，所以研究者也称，正是这种同步活动增进了社交并促进了内啡肽的释放，从而缓解了痛感。

别担心，想参加提高生活质量的同步活动，你不需要费劲找出7位愿意和你天天划船的好心朋友。无论何时，音乐在世界上每一种文化中都是人类生存与社交的大功臣。现在这个社会，音乐明星是大众的偶像，人人都爱坐在电视机前看着有才华的草根歌手在舞台上彼此竞争，成为明日之星，可能这给你造成了一种假象，让你觉得自己和音乐没什么关系，表演之类的还是留给那些"少数的音乐天才"比较好。但有证据显示，完全是音乐白痴的只有一小撮人。[9]此外，大量研究表明，接触音乐对人的身心都益处多多。媒体的曝光让英国的音乐社群和教堂合唱团不断壮大，他们书写了一份应对"大规模孤独症"的精彩答卷。集体歌唱能润泽人的大脑和身体，提升幸福感，也是人与社会的强力黏合剂，因而能减轻合唱者的慢性疼痛。

合唱对疼痛症患者具体产生着怎样的影响呢？为了探究这一点，兰卡斯特大学对"安痛合唱团"的成员们展开了深度访谈。[10]许多受访者都表示，自己的疼痛在合唱期间和之后得到了惊人的改善。其中一人还称赞，"合唱比什么药都有用"。这种"歌唱之药"既不需要花什么钱，安排也十分灵活，是一种患者能带回家自疗的"药"，像另一位成员所说的："我只是单纯地觉得唱歌挺好的，现在我在家也常常唱歌。"合唱能从多角度减缓疼痛，一方面，合唱团中其乐融融的氛围能分散患者的精力，促进内啡肽的释放；另一方面，长期来看，歌唱还能逐渐改变疼痛的意义，让患者觉得身上的痛没那么难以忍受，疼痛的威力便弱化了。某歌手曾说："作为幸存者，我已决定在自己的可控范围内过好生活。"不能不提的是，歌唱也为许多受访者带来了一种使命感（有人说："要不是一年半前拿起了话筒，我到现在还坐在沙发上呢。"），被这种使命感支撑着的患者变得更活跃，进一步参与到打太极拳、游泳等其他有止痛效果的活动中去，活动起来的人们最终充满了希望。被动听的和弦萦绕也好，在自家放声表演年代金曲也好，音乐，都是一剂良药。

另一项也是以"同步"为特征的社交活动，我想我们每人都能轻易上手。2012年，曾做"划船实验"的牛津心理学系的团队又发现，开怀大笑或许真是最好的止痛药。[11] 在第一组实验中，研究员给受试者放映了《憨豆先生》（*Mr Bean*）、《辛普森一家》（*The Simpsons*）等喜剧或纪录片中的片段。考虑到有证据显示，人类在独自观看最有趣的节目时也不容易发笑，而一群人观看片段时，我们笑的可能性要高出30倍，[12] 所有受试者一起观看了这些片段。观影结束后，受试者会接受疼痛刺激——戴上冰冻手环或者挤压手环。研究小组还在现实世界的环境中对参与者进行了测试，让他们在爱丁堡边缘艺术节现场观看戏剧，并在之后同样接受疼痛刺激。两组实验带来了一个特别有趣的发现：大笑不仅能提高疼痛阈值，还是比情绪调节更有效的止痛方式。具体来说，如果一个受试者心情较好但没笑出来，那么他的疼痛阈值就不会提升。由于当时无法记录脑部活动，研究者无法具体地证明这一观点，他们猜测，与同步划船一样，大笑的物理肌肉运动能打开人脑中的"阿片药柜"，实现止痛效应。这项研究发布的5年后，图尔库大学的研究人员在该团队主要成员罗宾·邓巴教授的协助下，终于用先进的神经成像技术证实了这一猜想。[13]

和他人共同进行的唱歌、跳舞、运动、音乐演奏以及宗教仪式都是奇妙的、富有节奏的社交活动，对许多人来说，这些是比传统药物更有效的止痛药。但是，能缓解疼痛的社交活动不一定需要动作上的同步。就治疗长期疼痛而言，单是友情的魔力就比吗啡更神奇。邓巴教授的团队发现，一个人的社交网络越广，他对疼痛的忍耐力就越高。[14] 就在人与人互动之时，人脑中的阿片受体其实也在和止痛的内啡肽互动。这些发现也证实了社会孤立、抑郁症与慢性疼痛间的紧密联系。而有意义的交际不仅能减少疼痛，还使身心的各方面都受益良多。

社交在帮助着疼痛患者的同时，也增进了世界对他们的了解。加拿大有位叫杰弗里·莫吉尔的神经学家花了很长时间研究老鼠社会中的习俗。2006年，他的一项著名研究显示，小鼠在与同样遭受痛苦中的同类共处一室时，会比独处时表现出更深的痛苦。[15]值得注意的是，只有它们相互熟悉时这种情况才会发生。后续研究发现，人类中也有疼痛的蔓延现象。同样，当他们看到陌生人处于痛苦中时，他们的同理心和理解也会大大减弱（我们在第7章讨论过这件事）。莫吉尔的团队表示，人们对陌生人没有那么强的同理心是因为与陌生人接触有压力，会产生更多压力荷尔蒙（糖皮质激素），而这会降低人的共情能力。那该如何应对这个问题呢？团队在2015年找到了一个有效的方法——玩电子游戏《摇滚乐队》（Rock Band）。研究中，他们再度确认了陌生人之间疼痛共情度会下降的事实，但使用药物抑制压力荷尔蒙的产生后，这个问题就解决了，甚至如果让互不认识的受试者一起玩《摇滚乐队》，在模拟控制器上敲鼓扮演甲壳虫乐队，只需15分钟，玩家就能表现出双向的痛觉共情。显然这项研究的目的并不是让大家去抢购《摇滚乐队》，而是建议我们常拜访那些患有持续性疼痛的伙伴，和他们聊聊天、喝喝茶、散散步、打打牌、织织毛衣都可以。充满鼓励、富有同情心的身体接触也是一剂有效的止痛药。[16]永远都不要低估一个温暖的拥抱所蕴含的力量。有意义的社交不仅对疼痛患者有好处，也让旁人更加理解他们，双方的压力都会因此减少，而这又利于调节血压、维持心理健康和免疫系统的正常运转，在人与人尤其是陌生人之间孕育爱与包容。

社交常常比药物疗法效果更佳，社交干预不仅简单便宜，并且每个参与者都能从中受益。也正因如此，慢性疼痛的治疗方法才必须要经历变革。还好，政府和医疗机构已开始将目光转向此处。比如，卫生专家鼓励患者寻求社区支持的"社会处方"，在一些国家就变得越来越普遍。[17]同时，帮助孤独和被孤立的人是我们每一个人的责任。由于新冠疫情的暴发，每位公民都拥有了孤单的体验，希望这段共同度过的短短寂寞时光能启发大家，让社会给予那些长期被孤立的群体更大关注。

有不公，就有不必要的疼痛，2016年，一项覆盖了全美数百万急诊人次的研究发现，作为病人入院、能够服用止痛药的黑人患者数量只有白人患者的一半。[18]连在可以注射麻醉的前提下，医务人员给他们提供的剂量也比同样病况的白人患者少。因阑尾炎发作就医的黑人儿童，不论是忍受着中度疼痛还是强烈疼痛，被提供止痛药的概率都比白人儿童小得多。[19]而造成这种用药差异的根源偏见则同样令人不安。近年来，弗吉尼亚大学的一个社会心理学团队总结了许多这样的偏见。有一次，他们募集了美国大学体育协会的600多名医疗人员参与实验，并给所有人出了一道案例分析题，题干中的学生运动员将前十字韧带拉伤了，不过人种不固定，有时是黑人，有时是白人。[20]受试者先要回答一些与题干密切相关的问题，例如用一档到四档给学生的痛觉评级，之后填写标志性种族主义2000问的问卷，该问卷会给出一些偏见，如"不平等只是因为有的人不够努力，只要黑人更努力奋斗，他们就能过得和白人一样好"等，受试者则要表达自己对这些偏见的认可程度，越同意这样的言论，受试者得分就越低。在疼痛评级上，受试者通常认为黑人运动员的疼痛度比白人更低，令人惊讶的是这与他们的种族歧视程度并没有关联，研究人员之一的苏菲·特拉华特称，"连种族态度非常开放的受试者在医疗过程中都出现了这种成见"。这种偏见针对的不是疼痛康复过程，而是运动员的初始疼痛程度，所以受试者似乎只是推测黑人能感受到的疼痛更少，而非认为他们能更好地对抗痛觉。尽管无法挖掘其背后的成因，但这项研究至少揭露了偏见的存在。

该研究团队还有另一项目，他们让200位白人医学生进行了两个案例分析，对象分别是患有痛苦病症的黑人与白人。[21]接着这些医学生需要给出对一些科学上不正确的种族生理差别言论的赞同程度，如"黑人的神经末梢不如白人敏感""黑人的皮肤比白人更厚"，等等。结果显示，支持这些错觉的医学生更倾向于相信黑人患者感受到的疼痛更少。另一项结果更发人深省：部分完全不同意这些错觉的医学生事实上认为黑人患者更加痛苦，可他们没有建议加大其止痛药剂量。令人震惊的是，一半的受试者都至少同意一项种族偏见性言论。如果这都不能警醒人们去承认医学中存在种族偏见、改变现有医疗认知的话，我就不知道该说什么了。此外，我们需要做的转变不光是针对课堂上灌输的思维，也要考虑没法接受医学教育的人。2014年，美国医学院里的黑人学生比1978年时还要少。[22] 我不是在控诉医学院正进行种族隔离、公然对非裔群体不友好。相反，是偏见和种族主义渗透到社会的所有结构中，导致了教育资源的差异、医学院的高昂学费和黑人社会模范的缺乏……当一国的医疗人员组成与其人口组成不对等时，一切危险的假设、偏见与不平等待遇就会成为真实又多余的疼痛的温床。

时间来到2019年，我与女权作家卡洛琳·克里亚多·佩雷兹在同一场座谈会中结识。在她的著作《看不见的女性：揭示父权世界的数据偏见》（*Invisible Women: Exposing Data Bias in a World Designed for Men*）中，卡洛琳列举了一项又一项揭示女性疼痛在过去和现在是如何被忽视的研究，她让我惊觉，近在我眼前的医学界存在多少曾被我忽视的不平等现象，这里仍有着根深蒂固的男性中心氛围，正如卡洛琳所写，"女人说自己疼时，人们不去相信，反倒说她是疯子"。诚然，如今的女性已不再被禁锢在精神病院，不再因所谓的"歇斯底里症"而被摘除子宫或脑叶（你没听错，整个20世纪，人们对这些事司空见惯）。但事实是，相对于男性患者的止痛药，女性患者疼痛时被开的药更多的只是镇静剂和抗抑郁药，可见过去的不公态度在现代从未远去。[23]

2008年的一项研究显示，与男性相比，因腹部疼痛而入院的女性获得阿片类镇痛药物(如吗啡)的可能性要低得多，不仅如此，开出处方后，女性患者需要等待更久才能收到药。[24] 这就是我们面临的现状，尽管有证据表明（在许多尚未得到充分探讨的疼痛感知方面的性别差异研究中），在疼痛级别相同的前提下，女性比男性对吗啡剂量的要求实际上更高。[25] 在做实习医生的头两年里，我在普通外科（尤其是和胃肠道有关的诊室）待了很长时间，为数百位由急诊部转来的女性患者面过诊。我努力判断她们的下腹疼痛是"普外科"问题还是妇科疾病，是要进住院病房还是进手术室。回顾那段时光，我遗憾地发现前述的研究的确反映了现实——或多或少的，女性患者的疼痛往往得不到重视。而当扫描仪照不出她的骨盆疼痛原因，或者手术无法立刻将其解决时，这种忽略的影响则尤为严重。与男性相比，女性（平均而言）对疼痛的容忍度更低，自述的疼痛更剧烈，疼痛的持续时间也更长，可女性得到的止痛药却更少，这是非常残酷的。[26]

而女性最常面对的疼痛，我们甚至还没开始提。九成女性一生中都会受经前综合征困扰，这是一种包括头疼、乳房胀痛与下腹疼痛的症状，目前亟待更多研究与理解。让我们来作个对比，只有19%的男性在生命的某个节点会患上性功能障碍，但有关的研究数量是经前综合征研究的5倍。[27]还有一项相当常见，人们却知之寥寥的病症——子宫内膜异位症，即女性的内膜细胞在子宫以外的部位生长，它常常会为患者带来难以想象的疼痛，患者可能会花费数年时间奔走于不同的医生之间，在最终确诊之前不断接受错误的诊断。事实上，在英国，女性平均要花上8年时间才能确定自己患上了子宫内膜异位症，而在美国则需要10年。[28]

迟到的诊断总是会摧毁人们的生活，甚至威胁到人们的生命。2018年瑞典一项研究发现，心脏病发作的女性患者被送至医院的时间总体比男性患者晚一个小时，之后在医院等候的时间又比男性患者长20分钟。[29]造成这种现象的原因有很多，很可能在社会上根深蒂固，从亲友甚至医疗人员假设"她"的疼痛不严重，到"她"自己不想"麻烦任何人"。[30]这项研究的同年，法国斯特拉斯堡一位22岁的女士因下腹剧痛而打了急救电话，"我就要死了！"通话中她求救，却只得到了这样的答复："你总有一天会死的，大家不都这样。"等终于在电话接通的5个小时后被送往医院时，她已因多器官衰竭不幸身亡。[31]政府和卫生部门现在开始认识到一半人口的痛苦经历和遭遇的不公正现象，虽然迟了很久，倒也比完全没有要好。2017年，英国国家卫生与临床优化研究所面向医生发布了首份子宫内膜异位诊断指南，其中着重强调，医生应当仔细聆听女性患者的诉求。世界子宫内膜异位症学会主席罗恩·亨默绍总结道："我想，这份指南向医生传递的信息是，你们要用耳朵，而不是别的什么去倾听女性患者口中的诉求。"[32]

"好好听我说"应该成为所有被社会忽视或压迫的群体的口头禅。我已经为大家提供了种族与性别的思考方向。如果要把所有因社会不公而疼痛加剧的个体和群体都讲一遍，输出的资料将填满整个图书馆，更别说这本书够不够写了。社会性疼痛的关键，就是感受到不公会加剧痛苦。如果人们认为——在大多情况下，是清楚地意识到——自己受到了不公正的对待，他们的痛感会更强。最先浮现在大家脑海中的范例可能是车祸受害者，他们的持续性疼痛通常是因为被对方司机粗鲁对待而留下的（这种联系通常是合理的）。但不公正的感觉未必是疼痛的直接成因，像手臂骨折的患者在急诊部的久候，或是在事故后花费好长时间与不负责的保险公司斗智斗勇，就不属于这种情况。甚至更值得关注的是，这种加剧疼痛的不公正经历本身可以和疼痛完全不沾边。[33]2016年的一项实验中，114名受试者将手放入恒温冰水后为自己的疼痛程度打分，其中一部分受试者要在实验开始前回忆自己被不公正对待的经历，而他们感受到了更多的疼痛。[34]

你不必费多大力气，就能想象出不公是如何为疼痛火上浇油的——不公平感会导致胡思乱想、愤怒、焦虑和压力，而这一切都能促生负面想法与行为，使持续性疼痛恶化。有的人对世界怀有较强的"正义信仰"，他们相信世界原本就是公平的，善有善报、恶有恶报。仿佛自然而然的，不公平感对他们伤害更大。[35]那么，一个矛盾的情况就会摆在人们面前：总有人想要对抗不公、消除不公，并缓解自己或他人的持续性疼痛，可在与不公作斗争过程中产生的想法、情感与行为常常会使自己加倍痛苦。越来越多的证据显示，想平复不公带来的疼痛，最好使用那些可以让人调整心态和学会妥协的疗法。[36]需要注意的是，妥协并不是叫人们放弃与屈服，而是让他们了解自己的处境，并看到作为个体，他们能够改变什么，不能改变什么。这个过程很难，也没有标准答案，但我们要做的不是用遮羞布遮住不公的现实，而是要鼓励那些没有持续性疼痛的旁观者积极地支持患者。我们都应该彼此扶助，让被不公正对待、被伤害的人们发出自己的声音，因为他们不该独自面对这些事。

"你知道吗，直到20世纪80年代，还有很多人相信小宝宝是感受不到疼痛的……"那时的医生给婴儿做手术都不使用麻醉剂，更糟的是，他们不仅不用麻醉剂，还会注射神经肌肉阻滞剂，这意味着手术中的婴儿将全身麻痹，却依然意识清醒地体会着疼痛。

告诉我这些的是德尼·格尔苏，我们见面的时候，她刚开始着手准备以"婴儿疼痛"为主题的博士项目，而我差不多就要从医学院毕业了。但和她的对话让我第一次开始思考婴儿的疼痛。数年后，我在牛津大学再度采访了已取得博士学位的格尔苏，她耗费多年心血，采用脑成像技术研究婴儿疼痛。我好奇极了，为什么过去的医学机构会假设婴儿感受不到疼痛？我理所当然地觉得，每位父母——每个人，都知道婴儿会受伤的吧？

格尔苏告诉我，早在20世纪初期，认为婴儿感受不到疼痛的观点就有了"理论基础"。那时的研究人员用针戳或电击来评估婴儿的疼痛程度。[37]她说："每每读到那段时间的文献，我都难以置信……那些研究简直可以用'荒谬'二字来形容。他们拿根针，戳一下小宝宝的脚，然后就汇报结论，称其没有明显反应。"

当时的研究人员的确观察到婴儿对针刺的反应比成人更慢，但当婴儿反应激烈的时候，这又被当作原始反射而非疼痛反应来处理了。这些研究统统被"婴儿的神经系统还未发育完全"这一有色眼镜罩住，再加上人类对自己的童年早期没有清晰的记忆，医者又害怕麻药过量会对婴儿造成损害，这种令人怀疑的"婴儿不敏感说"和使用麻药时的谨慎逐渐成了正式的医学教条,在整个20世纪的医学教科书中屹立不倒。

带来改变的英雄是一位愤怒的母亲。那是1985年,吉尔·罗森在华盛顿国家儿童医学中心生下了自己的孩子。她的儿子杰弗里是一名早产儿,因此需要接受体外循环心脏手术。可手术结束后吉尔才得知,自己的儿子只被注射了一剂肌肉松弛药,其他什么止痛剂都没有。当发现这是那个时代的标准操作后,她更震惊了。吉尔写了一封又一封请愿信,但都直接石沉大海,她的恐惧则遭到了业内医生的贬低。直到第二年《华盛顿邮报》报道了她的故事,事情才发生了改变。[38]彼时婴儿疼痛领域亟待研究,吉尔的倡议点燃了此处的点点星火。又过了一年,也就是1987年,牛津大学进行了一次革命性的研究。研究人员测量了早产儿在体外循环心脏手术中的痛觉,对使用芬太尼(一种阿片类止痛药)和没有使用任何止痛药的婴儿进行了比较。[39]前者的手术效果明显更好,并发症也远远更少,血检显示他们的身体也对手术展现出了更低的压力值。多亏了这些群情激昂的父母与打破常规的科学家,我们才能在过去的30年内有如此卓越的进步。国际疼痛研究协会现在承认:"言语描述只是表达疼痛的方式之一,一个人说不出来并不代表他不疼。"[40]

可如果小宝宝们不能亲口告诉我们自己很疼,那我们又怎样才能知道他们疼呢?格尔苏表示:"严格来说,我们不能完全知情。因为疼痛是一种感知,当某人无法传递他们的感知时,他人很难做出判断。不过我们还是能用一些'替代性指标'来估计婴儿疼痛的程度。有的指标很简单粗暴,比如婴儿哭声的时长和音高。我自己博士研究工作的一部分就是以30秒为周期观察婴儿,并在他们做出特定面部表情比如皱眉、挤眼睛时做好记录。"

心理素质差的人还真不适合去做婴儿疼痛的研究,格尔苏指出,婴儿可能会出于任何原因哭,所以脑成像技术的新进展对评估婴儿疼痛程度而言意义非常重大。格尔苏用了两种非侵入式检验方法——通过观察血氧变化判断脑部活跃区域的功能性磁共振脑成像技术，以及在头皮上安装电极来探测脑电活动的脑电图技术。这和读心还是不一样的，但在了解无法发声的患者感受这方面，神经成像科学已经是一大进步了。实验的大部分都在格尔苏的导师丽贝卡·斯莱特的实验室中进行。2015年，斯莱特团队的一项功能磁共振成像研究发现，在成人疼痛时活跃的20个大脑区域中，有18个在婴儿接受伤害性刺激时也会活跃（别担心，研究用的是完全无害的伸缩探针，不会刺破宝宝们的皮肤），这表示婴儿感受疼痛的方式有可能与成人相同。[41]实验中婴儿对外部刺激的脑部反应甚至明显比成人更强烈，也就是说，尽管20世纪的多数医疗机构都觉得婴儿无法感受疼痛，但事实可能恰恰相反——婴儿比成人更敏感。在另一项实验中，丽贝卡等人使用了脑电图技术，发现伤害性刺激会让婴儿大脑产生指向疼痛的特定脑电活动，而活动强度和伤害性刺激的强度呈现出了密切的正相关性。[42]

真相已经昭然若揭，婴儿是能体验疼痛的。先不说疼痛在发生的当下令人多么困扰，证据还显示，早年疼痛的影响是延续一生的。婴儿时期的反复手术性疼痛与后来的痛觉失常、行为紊乱和认知受损（包括智力与语言能力）相关，[43]这里的"相关"未必指因果关联，但我们有理由推断，童年时期的重复疼痛可能会影响痛觉系统和大脑整体的发展。可能还有人会推测，早年的大量疼痛经历或将导致多年后的慢性疼痛病症，但这需要长期的数据收集和对新生儿的详细记录，如此复杂的步骤让我们尚未拥有证实上述猜想的半点儿证据。尽管如此，我们还是有责任去缓解婴儿这一脆弱群体的疼痛。2014年的一项研究发现，从经鼻腔插管到足跟采血，新生儿重症监护病房的婴儿每天要经历十几次痛苦的手术，但大部分婴儿都没有使用任何止痛药物。[44]

在用脑成像技术寻找能缓解婴儿疼痛的方法和药物上，斯莱特团队起了带头作用。她们发现，手术前在婴儿的皮肤上抹上麻醉霜，可以有效减少与疼痛相关的脑电活动。[45]但也不是每种麻药都有效果，研究人员在血检、眼底检查等会带来疼痛的医疗操作前试过给早产儿使用吗啡，以测试其止痛效果，不幸的是，吗啡不仅没比安慰剂有用多少，还带来了副作用，大家只好提前中止了实验。[46]值得注意的是，由于这项研究规模较小，我们不能从中得出太多结论。但是该研究团队确实偶然间发现了一种容易获取、价格低廉、技术简单且无副作用的止痛方法——肢体接触。我们都知道轻拍、抚摸带来的那种舒适、愉悦的感觉。已有证据证实这背后的科学原理：如果你想要进行完美的触摸，以3厘米每秒的速度轻柔抚过对方的皮肤即可（但请先征得对方的允许）。[47]这会激活皮肤中的"C类触觉纤维"，该纤维会向大脑发送与愉快的社交接触有关的信号。[48]对成年人来说，抚摸成功地降低了短期疼痛的强度。[49]格尔苏想看看婴儿是不是也会这样，她将婴儿分为三组，前两组的婴儿接受伤害性刺激前会被毛刷轻轻刷过皮肤，一组是3厘米每秒的最佳速度，一组是30厘米每秒的飞快速度，第三组则完全不抚摸。[50]格尔苏发现以最佳速度进行的抚摸确实减少了婴儿与疼痛相关的大脑活动，另外两个对照组则没有。我们可以由此相信，温柔、令人安心的触摸确实能减轻婴儿的疼痛，它会向婴儿的大脑传递正面信息和安全感。这也进一步证明了，从和早产儿的肌肤接触（也称为"袋鼠式护理"）到各年龄段的按摩，抚摸都对人的健康有益。我们对婴儿疼痛的理解虽然还处于初级阶段，但已显示出极大的希望，可以帮助每一个踏上生命旅程的新人少承受一些不必要痛苦。

疼痛是社会性的，孤独的人、无声的人、被边缘化的人……对那些被社会伤害的人来说，疼痛几乎总是会加重。值得注意的是，社会结构加重痛苦的方式与施虐者操控环境和人心的方式相同，但这点或许并不让人意外。孤立、羞辱、恐吓、压迫和不公听上去抽象，却能让疼痛在物理和情感的双重意义上变得更加难熬。因为疼痛是我们的保卫者，它对安全微笑，被威胁激怒。在这份对疼痛的现代理解的鼓励下，我们要照顾弱势群体和受压迫的人。疼痛，理应教会我们如何去爱。

9

相信中解脱

信仰与观念

如果哪个男人说自己不怕死，他要么在撒谎，要么就是一个廓尔喀人。

——山姆·马内克肖，陆军元帅，1969—1973年任印度军队上将

我有位很好的朋友来自曼彻斯特，他给我起过很多可爱的绰号，"软乎乎的南方人"就是其中之一。英国不知多少年前就存在这种刻板印象——某人的疼痛忍耐度和硬气程度与他所在的地区有着直接关系。的确，对疼痛的认知和态度自人类诞生伊始就受文化差异影响。每个人都有自己的想法和意见，其中许多观点根植于各自文化的传闻和刻板印象。从小，我如饥似渴地阅读所有我能找到的历史书，而深得我偏爱的，是那些无惧无畏的古代异族的故事——希腊神话里骁勇善战的亚马孙女战士、身经百战的维京人……其中有个族群，我对他们一直都怀有浪漫的憧憬，那就是廓尔喀雇佣兵。廓尔喀雇佣兵是尼泊尔人（有些人的祖先来自印度），你在世界各地的军事组织中都能看到他们的身影，包括英国军队。人人都在传颂廓尔喀士兵的勇猛。每一年，多达25 000名彪悍的廓尔喀人会聚在尼泊尔山区，为争取约200个军队名额历经重重考验。极其艰辛的顶篮子赛跑便是其中一环：角逐者们头顶一个25千克的篮子，竞相冲上离他们8000米远的山峰。

一想到廓尔喀人和英国军官并肩作战的情景，我就很好奇前者是不是有着更高的痛阈和疼痛耐受力。我没能找到相关的文献，但要说最接近的是1980年一项著名的研究，它表示尼泊尔山地搬运工的痛阈比欧洲山地搬运工的更高。[1]缺乏数据的我决定去咨询参与过无数次廓尔喀雇佣兵选拔的詹姆斯·罗宾森上校。罗宾森上校，大英帝国司令勋衔获得者，是一名廓尔喀军官的儿子，出生在尼泊尔，曾经是皇家廓尔喀步枪团的一员，并于2012年到2019年担任廓尔喀旅的旅长。他说："我觉得如今尼泊尔士兵和英国士兵在痛阈上没什么不同，但过去不是这样。我第一次去尼泊尔招兵是20世纪80年代，那时很多村庄公路都没通，大部分村民是自给自足的农民和健壮的年轻人，他们比西方人更容易接受疼痛，后者当时明显要'柔弱'一点。但自从尼泊尔西化后，这种差距就缩小了。差不多10年后，许多尼泊尔的年轻人去了印度或西方学习医术，并将完备的药物体系带回了祖国，通往村庄的道路逐渐修成，西方的舒适和医学远比以往更多地惠及了这个国家的年青一代。"

　　罗宾森上校的观察反映了全球化的趋势，曾经泾渭分明的民族文化边界也越来越模糊，这是件多方面的好事，也告诉我们与人相处不能仅凭出身背景就做出武断的假设，而应将每个人视为独立的个体。上校还分享了训练廓尔喀士兵时的另一则见闻：尼泊尔军人来到英国训练时，只有受了重伤才会去军医中心。这可能是因为他们痛阈高，但更可能是因为他们怕自己会被开除回国，才不希望受伤的样子被别人看见。个体对疼痛的感知与他们向别人传达疼痛的方式有关，而这在不同的文化中差别很大。西非的巴利巴人可以被视为一个极端的例子，当地人将坚韧的个性上升到了另外一个层面——巴利巴语里几乎没有描述疼痛的词汇，他们将完全不表达痛苦视作美德，女人分娩应该保持沉默，而男人受了战伤也不得有半句怨言，除非他们想让自己的家族蒙羞。[2]这种羞耻文化并不局限于巴利巴，直到20世纪，英国推崇的社会文化才从"咬牙忍耐"转为"表达自我"。虽然生病与疼痛的耻辱感依旧没有离去，现在的社会氛围对那些说出自己苦难的人而言已经变得更加包容了。

在科研界，比较不同文化和族群的痛阈差异并不算新鲜课题。1965年，哈佛精神病学家理查德·史坦巴赫和伯纳德·图尔斯基对美国不同种族的家庭主妇进行了电击实验，他们发现受试者的痛阈似乎没有区别，可她们的疼痛容忍度却有着显著差异。比如，意大利人对电刺激的耐受性就比犹太人和美国北方佬的要低。[3]这或许可以让我们深入了解当时不同文化背景的人对疼痛的态度：最常见的解释之一就是意大利人更善于表达，更愿意表达自己的疼痛，而有北欧血统的美国白人则希望表现得更矜持和坚忍。但这些研究呈现的仅仅是模式，而没有揭示因果关系，并助长了给人贴标签的行为、加深了刻板印象。对疼痛的态度不仅在不同的文化和种族群体间会有差异，在同一群体的成员间都是不同的，而且随着时间的推移也会发生变化。凭罗宾森上校的经历来判断，史坦巴赫和图尔斯基在1960年观察到的不同国家的人对疼痛的态度在今日可能又是另外一个样。

不过，2017年另一项研究大力分析了两人的成果，并将更有力的研究结果进行统计结合，该研究得出了"欧美大多数少数族群比当地白人对疼痛更敏感"的结论。[4]但有趣的是，当这些"少数族群"来到自己变回"主体族群"的国家时，痛感上的区别就不明显了。其中一项研究显示，生活在印度的印度人比美籍印度人（留美两代以上）的痛阈更高。[5]好像成为少数群体中的一分子，以及要面对伴随自己身份的潜在医疗与社会不公，是疼痛的主要增因。2020年发表的一项大规模的瑞典研究也极大地支持了这一推测。研究人员随机向不同种群的15 000名受试者发放了调查问卷，[6]他们发现移民（无论原先来自哪里）的慢性疼痛、广泛性疼痛和剧痛程度比瑞典本地居民的高得多。他们主张可能是抑郁和焦虑让移民更容易患上慢性疼痛，这得到了2019年美国一项实验室研究的证实。该研究发现，焦虑、抑郁和压力是少数群体疼痛敏感度提高的重要原因。[7]联系疼痛是人体的保卫者这一本质，这种论点是能站得住脚的。少数族群和移民往往处于脆弱的地位，在生活中自然会更警惕，而这又导致了恐惧、压力和抑郁，这些都是促成疼痛的完美材料。

疼痛感知和表达上的文化差异为我们带来了一些重要的启示。首先，我们需要认识到这种差异是极其错综多变的，所以我们无论何时都不该给某个群体或个人先入为主地贴上笼统的标签。2014年出版的一本护理学课本就犯下了这个巨大的错误，[8]我们来看看讲疼痛文化差异的一章里它是怎么说的——"犹太人可能在表达痛苦上很直接，并且对医院服务很挑剔"，而"黑人认为痛苦和苦难是避无可避的"。大家都知道这本书的本意是想让护士更好地照料病人，但这些内容充斥着种族歧视与误区，就算只有一个护士受到了影响，其产生的危险后果也不堪设想。可想而知，该课本引发了激烈的抗议，事件以出版商删除相关内容并道歉结束。所以，如果要比较种族和文化群体，我们就应该以一种能够培养尊重和跨文化思维的方式来做，这样才能为多元社会中的每一位疼痛患者提供理想的帮助。不同文化对痛苦的态度大相径庭。比如，我是医生，我的弟弟是军人，我俩对疼痛的"文化态度"估计就非常不一样。最重要的是，我们需要将每个人视为独特的个体。其次，我们必须牢记，尽管我们都是独立的个体，从整体上看，一个国家的少数民族和文化少数群体特别容易患上慢性疼痛，他们承受痛苦时也更容易遭遇不公正的对待，所以全社会都应该倾尽全力阻止将少数群体边缘化。

疼痛体验、忍耐力与疼痛表达方式当然会受到文化的影响，但最终我们都会思考一个问题——疼痛对我们来说究竟意味着什么，又有哪种意义比生命和宇宙的意义更深入人心呢？牛津大学的"疼痛学女王"艾琳·特雷西过去几十年为疼痛学领域做出了卓越贡献，她2008年那次实验的对象有些不同寻常——她选择了天主教徒和无神论者。[9]特雷西用功能性磁共振成像仪扫描了受试者被电击时的大脑活动。最开始，受试者只需要躺在成像仪前接受电击；而在实验的第二阶段，每次电击开始的30秒前，研究人员都会先给受试者展示萨索费拉托的《祈祷的圣母》（*The Virgin in Prayer*）或达·芬奇的《抱银鼠的女子》

（*Lady with an Ermine*），油画在电击过程中也会被放在受试者面前。结果，虽然两组受试者在第一阶段时的痛阈很相似，但第二阶段中，天主教徒汇报的疼痛强度远要更低，正如成像仪展现的一样：望着圣母玛利亚时，天主教徒的右腹外侧前额叶亮了起来，这块区域能抑制体内危险信号向大脑发送。虽然疼痛学里的宗教因素还没有太多人问津，但2019年的一项综述发现，许多研究都推测精神或宗教上的信仰能够帮患者对付疼痛，甚至可以降低疼痛强度。[10]看上去，人们是在信仰中获得了解脱。

虽然很少有人会因为宗教信仰对缓解痛苦有一定的作用而信教，但这确实是一个值得探索的领域。[11]还在医学院上学时，我参加过一些形式上的讲座和课程，这些课程据说对医治病人非常重要，但根本不会在考试中出现，正因如此，这些知识从来没法刻在我们的记忆中。"健康的精神维度"就是其中一个主题，它主要围绕病人的深层信仰，以及这些信仰如何影响病人的健康状况。很多医者对精神层面的事物不屑一顾，这是危险的。首先，世界上多数人都有自己的宗教信仰，无视个体的深层信仰是傲慢和错误的。其次，具体到疼痛上，假使宗教信仰携带着某些能止痛的因素，在一个宗教式微、日趋世俗化的西方社会中，我们还是能够借鉴它们。人类一直都在与疼痛搏斗，学习一下古人的智慧又有什么不可以呢。

保罗·布兰德是麻风病医学的先驱者。"二战"时期，一从医学院毕业，他就被派去在伦敦闪电战上做一名急诊外科医生。战后，他带上自己的一身本领来到了印度的泰米尔纳德邦，在那里一待就是20年，其间布兰德不仅用肌腱移植术帮麻风病人恢复了手脚的活动，还总结出麻风病人的组织损伤与畸形并非由麻风杆菌直接引起，而是因为麻风杆菌破坏了皮肤中的危险探测神经，病人感受不到疼痛，组织才遭到了破坏。切身体会到疼痛于生命的意义，他写下了自己最著名的一本书——《疼痛：不讨喜的礼物》。[12]他还注意到，泰米尔纳德邦虔诚的宗教人士，不论是印度教徒还是基督徒，似乎都比西方文化下的病人更能忍受痛苦。对此布兰德总结了一系列因素：接受、感恩、祈祷、冥想，以及紧密的家庭联系。1966年他离印赴美后，文化差异又随着环境的切换醒目地暴露在他眼前："我来到了这个人们不惜一切代价避免疼痛的社会。患者的生活比我以前治疗过的任何病人都更舒适，但他们却在病痛降临时显得完全不知所措，也因此受到了更大的创伤。"在晚年的专著与讲座中，布兰德始终贯彻着以下的中心论点：对欢愉的一味追求，以及在攻克疼痛上的半桶水成就，正在矛盾地让西方的人民更不善于与疼痛打交道。

虽然布兰德提出的终归只是他的理论，但我认为其中蕴含的基本要素十分真实。我们在疼痛面前如临大敌，它是一位无形的入侵者，我们拿起止痛药与之对抗，雇用医生到名为身体的战场。在一个世俗的社会，疼痛充其量是人类寻乐旅途中一块谁也不知道什么时候就冒出来的绊脚石，它在我们的故事中不值得占据任何一章的空间。而在最差的情况下，它就成了无缘无故找上门来的恶魔，毁掉我们的生活。虽然消灭疼痛，尤其是持续性疼痛，是人类的宏伟愿景，但将疼痛看作需要逃避或者杀死的敌人这种观点，分明已经为我们的进步设下了层层阻碍。

大千世界，各种宗教迥然不同，但它们在一件事上达成了共识——疼痛是我们达成目标过程中的一环，不管是什么目标。我认为这可以分解为两大常在西方缺席的元素：接受与希望。苦难和痛苦是人生不可分割的一部分，对此宗教文献从未避而不谈。大多数宗教文学的字里行间都有疼痛的踪迹，还有很多是专门为了解释疼痛现象而作。每种宗教的每位追随者都是有着独特经历与认知的个体，我们永远不应该将他们一概而论，然而，宗教对待疼痛的视角仍然是值得学习的。

有两种同时期诞生的古老信仰在疼痛接受的理解上趋于一致。它们一种来自古雅典的课堂，另外一种则来自恒河平原的小镇。古希腊的斯多葛学派相信，人们应该接受当下的纯感官感受，而不为一切感受附加好坏价值判断。这种接纳和超然的想法也是佛教的核心思想，佛陀本人就以疼痛为题给我们上了宝贵的一课："感到疼痛时，未受教化者嗟叹落泪，捶胸顿足，因而身心疼痛叠加，宛若以一箭射之又复补一箭，使其感受双箭之痛。"这一高明见解也称"第二支箭"。[13]

上面几条精妙的人类早期智慧认为疼痛不只是感官上的，还是情绪与认知上的。我们无力掌控万物，但我们可以学着控制自己对万物的反应。这种思维对处理持续性疼痛的数种现代方法都启示颇深，包括正念减压疗法、认知行为疗法、接受与承诺疗法、催眠疗法等。接受疼痛确实不是对所有持续性疼痛患者都行得通的方式，却是走向治愈之路上很有必要的第一步。要接受疼痛，而不是对抗，否则会变得更加难以忍受，这看上去自相矛盾，但考虑到痛觉是我们身体的一部分，它正在尽可能保护我们，这种逻辑就很通顺了。

在基督教中，疼痛的重要性也不言而喻。事实上，主要的基督符号——大教堂的形状、出现在国旗上甚至装饰香料面包的标志——就是身体折磨的象征，罗马十字架设计的初衷就是为了尽可能多地消灭苦痛与耻辱。基督教徒相信耶稣之所以在十字架上被折磨致死，就是为了接受上帝对人类错误行迹的正义裁决，这是人类应得的制裁。

身为基督教神学家兼作家的提姆·凯勒还是纽约救世主长老教会的牧师，我问他基督教为痛苦的人带来了什么，他答："基督教为痛苦的人注入了许多独特的能量，让基督教徒以独特的角度理解疼痛——疼痛并不是无用的事，而是获得智慧、魅力和战胜邪恶的方式。"

疼痛对提姆本人而言也并不陌生，他无疑践行了自己的信仰。51岁那年，他被确诊患甲状腺癌，经历了一系列激光疗法与手术。同期他的妻子克罗恩的病情也突然恶化，一年内就做了7次手术。2020年末我采访他时，他又被确诊为胰腺癌晚期，这种情况几乎无法完全得到治愈。

"当然，这些病痛驱使我们夫妻做了有生以来最多的祷告和自省，我们复习了多年来从祷文上学到的关于磨难的语句，发现它不仅支撑着我们的心灵，甚至让我们在泪水中收获了前所未有的喜悦。"

不论我们以及关心的人怀有宗教信仰与否，我们都需要认识到信仰在认识疼痛、特别是持续性疼痛中的重要地位。我们能从信仰中收获宝贵的一课，学会与疼痛共存，甚至克服疼痛。

接受现状和希冀未来似乎互相排斥，但坚持这两条准则是缓解疼痛的关键。接受，代表我们要看清面临的困难与变化，并且明白疼痛怎样都不可能迅速消失；希望，并不只是盲目乐观，而是知道目前虽然还有许多问题亟待解决，持续性疼痛依然不是无药可医。要重构一个人对生活的信仰，助其拥有积极的观念，做起来比说起来难，但它确实有效。在患者得到正向疼痛教育的情况下学习这一点最好，但我们可以从学习与疼痛相关的最重要的信念开始，你可以认为持续性疼痛代表身体受伤了，也大可信赖现代疼痛科学提供的许多实据——疼痛是我们的保卫者，持续性疼痛多数情况下都是你脑内保护欲过强的痛觉系统在捣鬼。

拿腰痛举例，人类的脊椎非常强壮且灵活。而且，和其他身体部位一样，它也很擅长自愈。但西方国家一直被灌输着腰背很脆弱的思想：腰间盘随时可能"滑脱"，脊神经被"刺痛"，骨头则"摇摇欲坠"。这些印象是许多因素共同作用的结果，医疗和理疗培训中使用的过时的生物力学模型也加深了这种错误的看法，何况许多人还要靠治疗"脊柱错位"谋生——这就不详述了。事实是这样子的：大部分腰痛都并非由永久性组织损伤造成，二者的关系很薄弱。人们可以痛不欲生，却在扫描检查中什么苗头也看不出；而许多健康人的腰背扫描图看着不太乐观，本人却生龙活虎。[14]事实上，在没有感受到腰痛的人当中，37%的20多岁的年轻人和96%的80多岁的老人都有"椎间盘老化"的情况，[15]但这种随年龄增长的迹象和皱纹一样没有医学意义上的害处。长期的腰痛大多数情况下只是过度谨慎的大脑在试图保护本来健康的脊柱。这并不表示疼痛不可怕，或者说疼痛是假的，而是想表达疼痛是大脑的本能活动。显然，相信疼痛等于损害其实会加剧疼痛，而让患者积累知识、信心与希望的疗法才能真正治愈疼痛。

认知功能疗法就能做到这点，它旨在通过科普、渐进的运动训练以及健康的生活方式来改变患者看待腰痛的方式。认知功能疗法的终极目标是重构患者的认知，用有证据支撑的信息取代恐惧和逃避的恶性循环。改变叙述疼痛的方式也有成效，2013年的一场随机对照实验中，受试者参与了一系列研讨会来重塑自己对疼痛的看法，并被鼓励进行运动，这比其他人工康复方式更能缓解他们的长期腰痛。[16]在2019年的后续试验中，这些结果仍然保持一致。[17]

了解疼痛的意义能帮助我们缓解疼痛，希望也真的能治愈身心。仅仅改变认知就能彻底扭转持续性疼痛的局势，是非常深刻的视角，但少了正确的理论知识，它也很容易被错误解读。想知道我们如何才能逆转持续性疼痛的局势，就到了该真正理解疼痛本质的时刻。

10

无声的疾苦

人类的持续性疼痛危机

转呀转，转呀转，猎鹰绕着的圈子越来越大，

那驯鹰人的声已是耳畔的风；

万物分崩，中柱坍塌，

唯有混沌漫无目的地游走世间。

——叶芝《再临》(*The Second Coming*)

每个人在内心深处都希望有东西能以自己的名字命名。有人选择新的蝴蝶品种，有人选择一颗行星，对有些人来说，直接买下公园的一把长椅，让自己的名字恒久地留在上面就可以了。我嘛，作为那群些许神经质的怪医中的一员，也不会介意世界上多一种和自己同名的疾病。所以请容我做一个简短的想象实验：想象一种叫作"莱曼症"的可怕疾病席卷了你的国家，这是一种会毁掉人一生的长期疾病，从睡眠、记忆、性生活到心理健康，它能破坏人们所有的日常生活功能。它不具备传染性，但其流行率正逐年上升，目前估计贵国三分之一乃至一半的人口患有此病。莱曼症是员工请病假最常见的原因之一，导致国家损失了数十亿美元。它早就存在，但2019年才被正式归入疾病之列，医学生在6年本科期间平均只有13个小时在学习与它相关的知识。如果你看了这章的标题，猜出莱曼症的真面目对你来说毫无难度——没错，它正是持续性疼痛。

我的"杜撰"并不是在一定程度上反映了持续性疼痛，它根本就是持续性疼痛，因为上述每一句话都是持续性疼痛在英国的真实写照。[1,2]但它不仅是西方国家需要面对的难题，对这种复杂疾病的流行病学研究数据相差很大，但总体上它们显示，大多数国家约五分之一的国民患有持续性疼痛，[3,4]与此同时，全球的患者数目仍在上升。比持续性疼痛本身更令人头疼的是，人类还没有为解决它做好万全的准备工作。这是一种很复杂的病症，在每个人身上体现各异，药物和手术也几乎拿它没办法，和它待在一起的每秒都过得如此缓慢又艰难。面对一种疾病，医生的天性总是驱使着他们找到一个可测量的、可见的、可治疗的病因，持续性疼痛却不属于这个范畴。牛津大学麻醉学系教授亨利·麦奎简单地总结了现状："慢性疼痛很常见，却撩不起医生的兴趣。"[5]在政府的名单中，疼痛症也一直不是需要优先解决的那一项，与疼痛相关的资助拨款远不及投入到癌症和流行病上的资金。

到了这个节点，我必须重申一件重要的事："持续性疼痛"和"慢性疼痛"其实是同一个东西，"慢性"是医学界常用的术语，但我们很高兴地看见，越来越多的人开始用"持续性"代替这个有点儿叫人摸不着头脑（看着又不那么高兴）的词。最先的最先，我们要定义持续性疼痛，明白它是什么，由什么造成，又由什么加剧。知识就是力量，走好这几步，我们才能知道如何屠下疼痛这条恶龙。

持续性疼痛的本质一句话就能概括：它是长久保持或在长时间内反复发作的疼痛症。但在多久才算"长久"的问题上，人们还没有达成共识。按照国际疾病分类的明确规定，这个时长是3个月，但大家普遍认为，只要某种病痛超过预期的时间段还没能治好，它就属于持续性疼痛了。重点是——这是一个常被低估的重点——大部分持续性疼痛患者的肉体伤情其实已经痊愈了，在这种情况下，疼痛不再是一种症状，而是本身成了一种疾病。该说法直到最近才被国际医学界统一认可。2019年，"持续性疼痛"首次在《国际疾病分类第十一次修订本（ICD-11）》中成了独立的疾病。[6]

持续性疼痛的流行影响范围广大，而且还在不断扩张。在探究造成这种局势的原因前，我们需要看到，持续性疼痛的普遍化导致的另一健康危机也极其严峻。2015年到2018年，美国百年来首次经历预期寿命的持续下降。[7]在上个世纪，缩短人均寿命的元凶是第一次世界大战和1918年的流感，而现在是自杀与药剂过量。生命因"阿片类药物危机"而过早凋零。如前文所述，阿片类药物是刺激大脑阿片受体以实现止痛效果的物质，人脑本身也有自然生成的阿片（如内啡肽），不过自从文明发展，人类就开始从罂粟中提取鸦片制剂了。再往后一点儿，人类合成了完全的阿片类药物，最有名的包括氧可酮（对应的市面药物为奥施康定和扑热息痛）以及芬太尼。随着一场强劲的商业风暴，1990年代见证了危机四伏的"阿片崛起"：影响力巨大的制药巨头游说立法者，谎称阿片类药物完全没有副作用，并为缺乏疼痛治疗经验的医生提供免费课程。被这样大力刺激着，医生和私人医疗公司把麻醉写入药方；广告直接如雪片般面向顾客投放，再加上西方的整体国家文化对药物有着高度崇拜……就这样，没过多久阿片类药物就成了美国最常见的处方药，因阿片过量死亡的案例开始攀升。不出几十年，因阿片过量死亡的人数就翻了3倍。等到2018年，美国人死于阿片意外过量的可能性首次超过了死于车祸的可能性。[8]应该引起我们重视的，是这些阿片导致的死亡和对慢性疼痛的诊断脱不了关系。[9]

阿片类物质对短期疼痛十分灵验，我无数次在急诊部和康复病房里见过它们有多神奇，但一对上持续性疼痛，这种神奇就大打折扣了。针对长期肌肉骨骼疼痛（如腰痛、骨关节炎），阿片就不比扑热息痛这样的普通止痛药厉害多少。[10]波士顿疼痛学巨擘克利福德·沃尔夫教授发现了短期疼痛变成长期疼痛的主要机制，他表示阿片"对非癌类慢性疼痛的效力确实非常低"。[11]而且，只需几周甚至几天，人体的阿片受体便会渐渐脱敏，对阿片产生耐受力，因此要实现与先前媲美的止痛效果，就不得不增大药物剂量。[12]长此以往，患者将对阿片产生依赖性，需要用药维持最基础的生理功能，还会在即刻停药时产生呕吐、腹泻、失眠与出汗等戒断反应。除了不小心用量过度外，阿片宛如一个装满了副作用的潘多拉魔盒。更糟糕的是，它还会引发一个治疗矛盾——阿片类药物痛觉过敏，即长时间服用阿片类药物会增加患者对疼痛的敏感性。[13]

我们也不能对阿片全盘否定，阿片的长板很明显，比如，它对癌症引发的疼痛很有效（也常常不可或缺），但是长期服用阿片类药物对大多数人来说没什么好处，所以医生有理由谨慎行事，好好控制阿片的开药量。英国皇家麻醉师学院疼痛医学系承认，在长期使用的情况下，阿片的效果几乎为零，并建议医生为病人开展麻药评估，用药前在病人身上进行初步测试，如果没用就立刻减少剂量或干脆停用。[14]当然，社会也应该投资开发新的止痛药，或者研发能抵消阿片副作用与依赖性的药物。但还有一个更好的方法：我们可以在不依赖阿片类药物的情况下忍受、减轻甚至消除长期疼痛。

疼痛大流行及其导致的阿片危机是一场社会性灾难，而且一年比一年更严峻，了解其背后的成因能为个体和集体都提供一些缓解疼痛的线索。现代社会有很多解决这些问题的优势，却也是疼痛生长的沃土。放眼我们所在的这个世界，处处都是快餐、社交媒体、社会孤立，人人久坐不动，充满不确定性与不公、恐惧与风险规避。一言以蔽之，这是一个压力丛生的时代。

压力——更准确地说，短期压力——是件好事。论证这点时，我本想以人类的老祖宗与野兽在非洲草原惊心动魄的对峙为例，然后又突然想到，自己的老朋友就有过这般难以想象的经历，也正是它让我打消了去探索野外的念头。当时还在放暑假，14岁的亨利全家去往南非的原野旅行。他告诉我："按计划，我们得待在四驱车里，导游要在野生动物保护区的边缘开车兜一圈。但不知怎的，导游让我们下车步行，来到了灌木深处。"导游在前，亨利和家人则在后头零零散散地走着，专心寻找非洲五大动物。"突然间，导游停下脚步，示意大家保持安静，原来不远处有一只黑犀牛妈妈正带着她的孩子们散步。"接下来的事连亨利也记不太清了，他只记得导游发疯似的尖叫起来："到树后面去！到树后面去！"转身寻找掩体时，亨利瞥见一个黑色的巨大残影在背后闪烁——可以说这是死亡之瞥。人类能有的恐惧全部浓缩到一只一吨重的黑犀牛母亲身上，她从长长的草丛中穿过，直向他冲来。仿佛身体被另一个人占据，从来不运动的亨利全身的肌肉都参与到一连串迅速而激烈的动作中，让他像做梦一样飞快地远离了犀牛的行进轨迹。但这还不够。亨利恍惚记得，自己被扔到了半空，然后像山峰坍塌一般重重摔倒在非洲的大地上，却完全感受不到疼。接着犀牛也跑远了，尘埃散去，大家发现亨利躺在地上，血液从他的右腿汩汩流进土里——犀牛角刺穿了他的右臀，事实上，根据之后的医院扫描，它一直刺到了他的腹部。可奇迹般地，它避开了大动脉和器官，所以亨利没落下什么后遗症。在亨利的回忆中，他大概是在去医院的路上才开始感觉疼，那时一切已经结束20分钟了，不过伤口缝合之后，那周围发炎的皮肤疼了很久很久。

亨利的救星是压力。闪电般的反应让他离犀牛的冲刺目标只有2厘米之遥，而就是这2厘米救了他的命。这种战逃反应偶尔能让我们化身超人，是数百万年来人类生存机能的一部分。你大约没被一只母犀牛追过，但你一定记得，某场重要面试或公众演讲前自己有过类似的高度紧张。在压力的紧急反应下，主要有三大身体系统协调保护亨利，它们对理解压力如何导致疼痛至关重要，我们一会儿会深入研究其中的科学，不过主要的结论是：像疼痛一样，短期压力具有保护性，而长期压力对我们的整体健康是有害的，它也是让持续性疼痛更顽固的因素一。

三大保护系统中的第一个是神经系统：亨利大脑中的杏仁体几乎是无意识地捕捉到了威胁，触发了人体的战逃反应。这一警报随后提醒了下丘脑，这是大脑中第二个系统——内分泌（荷尔蒙）系统的控制中心。下丘脑通过特定神经(统称为交感神经系统)的无意识放电，迅速地与身体其他部位沟通，这使他的身体释放了肾上腺素与皮质醇，为那次自救的荒野冲刺做好了准备。此时他的大脑停止了短期疼痛感知，因为它已认定在威胁完全消失前，剧烈运动（战斗或逃跑）比识别组织损伤更重要。姗姗来迟的第三个系统是免疫系统。一受伤，人的免疫系统就开始疯狂运转，导致相关部位发炎。受伤导致炎症分子的释放，这些分子需要免疫细胞来击退潜在的病原体，但这些炎症分子同时加重了痛感，因为它们提升了伤害感受器的敏感度，降低了危险信号被传输给大脑的门槛。这种痛觉超敏现象提醒我们要保护伤口，在愈合期间不要乱碰伤口，这就是伤口的外周敏化。我们的日常生活中也不乏外周敏化的体验，像是用烫伤的手指拿笔或脚趾受伤后一瘸一拐地走路。有趣的是，伤害感受神经自己也会释放许多炎症物质，其中最有名的是神经肽P物质。[15]神经肽P物质会让肥大细胞（可以把它想作皮肤里的地雷）释放能增加表皮血管直径与渗透性的强效炎症分子，使免疫细胞能够以最快速度赶往"案发现场"。免疫系统和痛觉系统会彼此加油鼓劲，炎症分子让神经更敏感，敏化的神经反过来又造成发炎，这个循环不断进行，所以组织在受伤后会酸痛上几天甚至好几周。

若想亲眼观察神经系统和免疫系统之间的互动，你可以自己献身做只小白鼠：用手指或铅笔这样的尖锐物体刮一下你的手背，之后有三件事会发生。第一，最初的几秒，被刮到的地方会浮现出一条红线，这是由于肥大细胞在清扫到达现场的道路，组胺扩张了表皮毛细血管，好让流经此处的血量增多。第二，约1分钟后，你可以看见那条线的周围晕染开红色，这叫作轴突反射——组胺激活神经末梢，让它向脊髓发射冲动又返回表皮，然后又让刮痕周边更多的真皮血管扩大。第三，红线会变得红肿，因为扩大后的血管渗透性增强，血管里的血浆（运输血细胞的物质）便来到了周围的组织，而这会引起肿胀，通常伴随着发炎。上述的发炎反应在人体对抗伤口和感染的应对中是关键步骤，它让身体各部门的援兵更容易到达受伤区域。短期发炎是一种打击不太精准但很有效的防御机制，对人体组织自愈和生存至关重要，我们都该对此心怀感激。

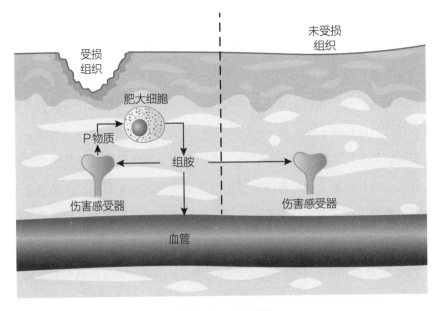

疼痛与伤口外周发炎

我们可以把自己的身体保护机制比作三叉戟，三个尖端分别代表神经系统、内分泌（荷尔蒙）系统以及免疫系统，汇集三端的轴杆则是压力，即对外部威胁的生理反应。短期压力来袭时，这三大系统齐心协力，为了保护身体而努力，它们彼此合作的复杂方式让人看了头晕，甚至有很多部分还没被人类发现。但是，就和短期疼痛能保护人、长期疼痛却有害一样，压力也只有在短期维持的时候才对人体有益。

不巧的是，大家现在都活在一个压力过剩的社会，毋庸置疑，这是疼痛日益流行的原因之一。在西方国家，暴力死亡的威胁很大程度上已经消失了，但取代其地位的是各类精神诱因。日复一日，焦虑和压力的水滴穿透我们的内心。一定程度上看，这份过错可以扣在我们那些过于焦虑的祖先头上。在百分百确认安全之前，他们会误把石头当犀牛、把木棍当毒蛇，成功生存下来的他们把这种高度警惕的基因也传给了后代。比起锤子，现代的压力更像是凿子，一刻不停地把我们的身心健康一点儿一点儿撬走。也正是这些现代压力源的持续存在才让压力的危害如此巨大：轻轻右滑解锁你的手机，眼前就会跳出一条焦虑瀑布：社媒上他人的批判、营销焦虑的广告、世界各地让人心碎的新闻……还有租金、贷款、账单、文书工作、失业……无止境的压力聚拢成无边无际的乌云，沉沉笼罩在每个人的头顶。不论是情感层面还是生理层面，人们的身体每分每秒都处于自我防卫的状态，正如我们所知，这是合成疼痛的完美配方。

想弄清楚怎样才能脱离这个循环，我们必须近距离理解过于警惕的免疫系统为什么会增加痛感。我们都体验过短期疼痛带来的炎症影响，比如愈合中的伤口持续酸痛，得了流感后皮肤和软组织变得更加敏感，等等。这就是为什么人类最早研究的一些止痛药其实就是消炎药（某些情况中，它们也是疗效最好的止痛药），这阻挡了一系列炎症成分的诞生。从类风湿关节炎到克罗恩病，许多自身免疫性疾病与炎症疾病都能造成钻心的疼痛，而新的靶向疗法能够缓解慢性炎症，成了革命性的医治措施。显然，炎症会引起疼痛，但长期炎症可能是持续性疼痛的基础，这一点也越来越明显。例如，有证据显示，轻度慢性大脑炎症（神经炎症）会导致持续性疼痛以及随之而来的记忆衰弱。[16]短期神经炎症光顾过每一个人的身体，它会导致"疾病行为"，即染病时那种疲乏与闷闷不乐的可怕感觉。这些完全是短期感染后的正常反应，可能也会让人不愿接触外界，以免病毒扩散。但过去几十年的研究显示，轻度慢性大脑炎症会导致或加重一系列神经和精神疾病。这种脑部炎症可能比你以为的要更常见，甚至可以让大脑自我调节的神经可塑性退化，[17]而且，炎症的记性也很好。

新冠病毒流行后，大家对"免疫"这个专业名词都不陌生了，它指的是人体免疫系统识别进入身体的病原体，并通过抗体和T细胞产生强大的、有针对性的免疫反应的能力。但免疫系统中还有一个更简单也更原始的元素能保存感染或受伤的记录，即模式识别受体，而它也会加剧疼痛。模式识别受体是免疫细胞表面的蛋白质受体（它负责初步激活免疫反应），免疫细胞能识别多数病原体共有的分子（病原体相关分子模式）以及身体组织受损时释放的分子（损伤相关分子模式）。本质上，模式识别受体就像条形码读取器一样，一旦探测到上述两种分子模式，它们就会指挥自己的细胞释放炎症分子，进而引发身体的自卫反应：增强痛觉，雇用更多免疫细胞处理伤情。模式识别受体很擅长识别来自体外的一切异物，但它们总是不加甄别，就像看门犬把友好的邮递员当成小偷一样攻击似的。人们现在终于知道，阿片类药物也会激活这类受体，这是一大喜人的进展。吗啡等阿片类药物在缓解短期疼痛方面效果很好，但研究也清楚地表明，阿片在有效地抑制伤害感受器的同时激活了能诱发炎症的模式识别受体。随着时间的推移，它们的抗伤害作用减弱，但仍会刺激炎症反应，从而增加疼痛，所以才说长期服用阿片类药物会加剧疼痛。阿片痛觉过敏的现象广为人知，但到2019年，医学家才发现它的罪魁祸首是免疫系统。[18]

人们再也不能忽视一件事：长期炎症会"启动"免疫系统，增加了会对任何新物质都产生反应的炎症分子。还有一件事也日益明显：心理压力与恐惧会使人的边缘免疫反应更活跃，令人对疼痛更敏感。只是充满心理压力就会让炎症延长数日，可能是因为身体以为自己要严阵以待，好抵挡武器的重击或动物的啮咬，或者像亨利那样，抵挡一根蛋白质构成的坚硬犀牛角。[19]不可思议的是，单单是回想过去的创伤记忆，或为未来而焦虑，也会引发炎症。[20]一场实验也侧面印证了这一点：研究人员把小鼠从家中拿出，在实验室的某区域对它们进行电击，小鼠就会把该区域与压力和痛苦联系在一起，回到这个区域时，它们体内的炎症分子就会增加。有趣的是，如果它们在舒适的家中接受电击，炎症分子水平就没有变化。[21]在学会恐惧的那一刻，我们就为炎症铺好了温床，所以我们一回到讨厌的学校就会流汗，一和反感的家人相处就会胃疼、头疼。和疼痛一样，炎症在短期内有益处，长期来看则不然。短期炎症像是一个国家面对侵略时的高效军事反击，长期压力则是过分膨胀的军权，让这个国家陷入军国主义泥潭，变得无比偏执，时时警惕过头。

加剧慢性炎症的因素有很多，第一个就是时间。其实炎症是让人衰老的一大驱动力，有一个说法叫"炎性衰老"。炎症会让我们的动脉增厚，加速老年痴呆的进程，还会让变老的自然过程更加痛苦。这是身体为了拥有一支免疫大军而订立的灵魂交易，一场旷日持久的微生物战争为人体带来日积月累的附加破坏。但想要减少炎症并减轻相关疼痛，也有许多可以人为控制的因素。长期的心理压力和焦虑也是导致发炎的强有力因素，[22]这在儿时逆境导致后期炎症和慢性疼痛的病例中尤其突出。[23]如果不好好关注自己的心理健康并在需要时开口求助，我们就可能连身体健康也一并失去。相对地，放松能够镇静炎症，这很可能说明了为什么冥想、打太极和做瑜伽能有效缓解疼痛。[24]长期炎症同样与社交隔离关系密切——人体生物学又一次在恳求我们不要忽略疾病的社会元素。[25]

给炎症与疼痛的火苗扇风的另一大元素是"代谢综合征"中的一系列危险因素：肥胖症、高血压、高血糖、高胆固醇和久坐的生活习惯。一定要强调的是，脂肪过多会引起疼痛，这不仅是因为它增加了关节承受的重量，也因为脂肪本身能促进炎症的发作（可能这点更重要）。[26]还好，解决"代谢综合征"的方法既便宜又没有技术含量：少吃，多动！市面上有很多"抗炎饮食"，营养学的复杂就像一个迷宫，因此不同的食谱都或多或少地基于不同的理论，但它们共同的主题很明确：饮食要均衡，要包含大量维生素与纤维（这会丰富肠道微生物），要吃富含Omega-3的食物，以可持续的方式减掉多余的脂肪。因此，关键不是急切地追求某个严格的抗炎饮食计划，而是要避免促炎性的饮食方式——暴饮暴食。抽烟显然也具有促炎性，烟民患上慢性疼痛的概率是不吸烟者的3倍。[27]你能找到一万个戒烟的理由。而减少酒精和咖啡因的摄入也是减少压力、缓解炎症与疼痛的有力措施，却总是被人们忽视。

直到最近，我才发现自己此前完全忽视了一项能有效改善持续性疼痛的活动。2020年，我写了一篇论文，并向英国皇家医学学会发表了一篇演讲，主题是疼痛与睡眠之间的关系。我们生命中三分之一的时间都在睡眠中度过，在这篇论文的研究中，我们能清晰地看到它与疼痛的联系十分紧密：约四分之三的疼痛患者睡眠质量不甚乐观，而一半的失眠患者都患有持续性疼痛。[28,29]其中涉及的辩论好比先有鸡还是先有蛋：究竟是疼痛导致睡眠质量差还是睡眠质量差加剧了疼痛？简而言之，两种都对，这种影响是双向的。有趣的是，失眠可能更胜一筹，即比起疼痛引起失眠，失眠更能加剧疼痛。[30]但不管是哪样，这对患者而言都是一种进退两难的窘境。2019年的一项研究——令人惊讶的是，这还是最早一批研究睡眠不足和疼痛间关系的脑成像研究——显示，失眠对疼痛有着双重增幅效应。它增加了躯体感觉皮层（该区域主要负责检测危险信号的类型、定位危险信号的位置）对疼痛的敏感性，还降低了大脑缓和疼痛的决策能力。[31]研究还发现，就算睡眠时间只是少了一点儿，疼痛也会更严重。重点是，睡眠障碍也是通往过度炎症的单程票。仅仅一晚睡不好就能让人的身体发炎。[32]而在这个压力等级居高不下的社会，睡眠障碍率也在不断上升。自灯泡问世以来，人类每天平均少睡一小时，网络的出现又让人平均少睡了半个小时。[33]

我第一次看到这种恶性的疼痛-睡眠循环是在当实习医生的第一年。上午查房结束后，我在老年病房给玛丽做血检，她是一位80岁的老妇人，因肺炎住院。她的肺炎已经痊愈了，可她的持续性腰疼却不减反增，常规的阿片类药物似乎也不起作用，这是阻碍她早日出院回家并安定生活的最大因素。我一边给她绑上止血带，一边用对话分散她的注意力。

"昨晚睡得好吗，玛丽？"

"我没哪天能睡着，至少晚上是这样。自打生病以来，我就再没觉得自己能睡个安稳觉了。"

当时，我并没有意识到，她的话揭示了一种复杂的恶性循环，这种循环正在给她的身心和社交带来可怕的影响。在接下来的几天，我看见玛丽在白天断断续续地打盹儿，这不仅会降低睡眠压力（通俗来讲就是困意），让玛丽在晚上难以获得高质量睡眠，还让她错过了运动止痛的机会，让她参与不了院内理疗师的日间康复训练，连被人扶着走上几圈都不行。

回想起来，检阅着可用的文献，我意识到玛丽的恶性循环中还有另一个家伙在作乱——阿片类药物。长期服用阿片类药物会降低睡眠质量，加剧睡眠呼吸紊乱，这可能会造成或加剧疼痛，[34]而本来患者是为了缓解疼痛才服药的。阿片类药物也会刺激脑部的觉醒神经核，发挥和咖啡因类似的作用。[35]失眠本就令人疼痛，阿片则更帮倒忙。要解决持续性疼痛，我们必须认真处理睡眠不足的问题。后来询问玛丽的睡眠情况时，我无意中发现，每位持续性疼痛患者都可以和社区医生（或其他医疗专业人士）做一个简单的睡眠质量评估，如此简单的对话便能推动患者逃离那毁灭性的、不断延续的循环，并帮助他们管理和忍受持续性疼痛。

讲了这么多种类繁杂的"生活因素"，也许它们都可以用一个比喻来概括。人体就像一座精巧雅致的花园，持续性疼痛则是里面杂乱的荆棘，它依土而生，但离不开水的浇灌。这里的土是改变不了的因素，如基因、成长经历、过去的组织损伤与心理创伤等，而水则是压力和炎症，如紧张、焦灼、社交孤立和不良的饮食生活习惯等。万幸我们还能控制浇多少水，尽管这种可控程度有时会受环境的制约。我常看到有医生本能地去怀疑主流医学外的内容，他们听见"整体（医学）"这个词就开始翻白眼。但每位患者都是独特的社会和物理环境中不一样的个体，他们都需要被当作整体看待。可以理解，被疼痛折磨太久的可怜人总想要一个一本万利的根治方法，但大多数时候，逐一排除身边细微的风险因素比固执地寻找病因要高效得多。每次都集中精力调整某一个生活习惯，我们就能慢慢钻出疼痛的怪圈，开启一段新生活。万一就有效了呢？要知道，减少压力和炎症的唯一副作用不过是变得更健康而已。

疼痛归根结底是一种保护。撑开安全感的伞，挡住压力的雨，是个人和社会都应该努力的方向。但若要进一步理解如何改善疼痛，我们还得剥开洋葱的另一层，深究短期疼痛是怎么转变为长期疼痛的。人类的大脑捉摸不定，而许多使人振奋的新科学将在下一章为我们揭开它的神秘面纱。

11

疯狂的脑子

疼痛为什么就是治不好？

任何人，只要诚心想做，就能成为自己大脑的雕塑师。

——圣地亚哥·拉蒙-卡哈尔，神经科学家，诺贝尔奖得主

从我能记事起，我家门口的超市就靠着过于警惕的防盗报警器捱过了一个又一个年头。报警器设置在门口处，一侧有个发射无线电波的发射器，商品标签上的微型天线会检测到这一电波，然后以特定的频率传送出信号，让门另一侧的接收器接收。如果商品标签没被收银员用消磁器扫过（还有一种情况，就是有谁偷了这件商品），检测到标签信号的防盗门就会发出刺耳的警铃声。很精巧的设计。但这家超市的门不知出了什么毛病，在每个人经过的时候都要刷点儿存在感，不管他们有没有买东西。超市没有拆掉这扇门，而是派了一个倒霉的店员时刻守在门旁，每回防盗门无礼地指控无辜的客人，他就像一位恶犬的主人那样，低眉顺眼地道歉。我愿意认为——这会让我的比喻更加贴切——店里丢过几支最好的香槟王，所以管理层才决定提高防盗门的敏感度，好抓到那些飞天大盗。于是，虽然小偷早就不在此处，甚至可能都改邪归正了，但如今这扇门还是把所有移动的物件当成被偷的东西。

持续性疼痛的原理也是如此。先是有什么因素导致你的身体传感器警铃大作——比如，扭伤了腰，而大脑由于担心脊椎受伤，就把腰部的一切运动都当作危险行为，结果最初的扭伤完全好了之后，你还是那么疼。痛感持续得越久，大脑就越擅长生产痛觉，它不再去管你到底有没有实际组织损伤。对持续性疼痛患者来说，大脑正在接收与解读的大多数信息已经无法代表组织的实际情况，发出的警报是错误的，疼痛因此在本该消失的情况下席卷重来。

将短期疼痛和长期疼痛联系在一起的关键概念叫作"中枢敏化"，它由南非杰出的神经科学家克利福德·沃尔夫于20世纪80年代提出。[1]"中枢"就是中枢神经系统——人的大脑和脊髓。而"敏化"指这些结构变得高度敏感的过程：最后只要一点儿动静就能让你产生更多痛觉，同时你要等更长的时间疼痛才会离去，甚至它会完全赖着不走，像是代表危险的音量旋钮被调到最大，然后卡在了那里，无限度地强化疼痛。具体的表现形式有很多种，痛觉超敏就是其中一种，那些本来无关痛痒的行为（比如触摸）也能引起疼痛。晒伤后的我们都有这样的经历：即便是最平常的触碰都像是被谁重重拍了一巴掌，而本来温暖的热水浴则化作了从头到脚浇下的炽热岩浆。另外一种情况是痛觉过敏，原本的有害刺激能造成的痛觉更剧烈了。如果你的脚趾不小心踢到门框，当然很痛，但要是又撞了一次，门框材质虽没有改变，发生在同样位置的同强度撞击却变得更疼了。最后，中枢敏化还会让某次刺激后的疼痛花更长时间才消失。

我们可以用腰伤这个典型案例来剖析中枢敏化。首先，腰伤让伤害感受器——身体的危险探测器被激活，将轻微损伤的肌肉发出的信号沿着周围神经系统向脊髓传递。本书第1章提到，危险信号需要从周围神经传向脊髓神经，因为这是信号被大脑最终接收的必经之旅。神经元间有一个连接彼此的细小结构叫突触，一旦危险电信号到达了脊髓处的突触，一种叫神经递质的化学物质就会被释放到突触中，激活或者抑制下一个神经元。通过多种多样的方式，比如改变脊髓中受体和神经递质的水平，后续传递的神经被激活得越激烈或时间越长，同一刺激让身体产生的反应就会越大。[2]这就是为什么那一丁点儿肌肉扭伤早就好了，却还是给脊柱留下了"疼痛记忆"。感受到的疼痛越多，大脑就越容易识别这种刺激，疼痛也就越强烈，这个过程被称为"给痛觉上发条"，而这只是脊髓和大脑活动的一个小剪影。历经无数复杂的环节，大脑发送的冲动沿着脊髓而下，并且能够改变突触的力量。突触不仅存在于身体和脊椎的神经中，大脑也有大约1000亿个神经，可能还有多达10万亿个突触。通过强化或减弱不同路径的不同突触，我们可以重塑自己的大脑——这就是"一起激活的神经元连在一起"的道理。特定脑回路越常被人使用，就能变得越强，反之越不激活它们，它们就越弱，也就是大家口中的"用进废退"。

你可以把神经回路和网络想象成森林中的小径。我特别喜欢在乡野散散步、跑一跑，而且通常会选一些别人已经走出来的路前进。在踏上某条路的同时，我也在加固这条路，让它变得更宽。如果人们选择新的路穿过森林，原先的路就会渐渐被疯长的荒草淹过，最终了无痕迹。人的大脑也是这样：被频繁激活的神经和通路会越来越粗壮，而那些被遗忘的、废弃的通路则慢慢退居幕后。大脑是极其"可塑"的，它能灵活实现巨大改变。无论目的是好是坏，人都在不断地调整自己的大脑——听见某人的名字并把它和某人的脸联系在一起、学习一门新乐器、培养一个新爱好、进行运动训练，等等。将持续性疼痛描述成一种"习惯"让我有点儿不自在，因为这好像在说疼痛是人主动养成的，而这不对。然而，这种说法又在许多方面说出了持续性疼痛的性质：一种被困在固定循环中的情感和思维模式，一种疼痛和过度敏感构成的恶性循环。它将疼痛深深凿刻进你的脑海，伤口好了疼痛还阴魂不散。中枢敏化及其包含的大脑重塑过程是复杂的，在每个人身上都不一样，但其概念很简单：它只是保护欲强的大脑对威胁反应过度了。

我们再回头看看腰疼的例子，危险信号刚从腰部到达大脑时，大脑决定生成痛觉。正因为这种疼痛新鲜又厉害，你忍不住要想："发生什么了？腰椎间盘突出？神经压迫？还是我把脊椎弄伤了？"由于担心这可能是严重的或永久性的损伤，你对来自这块肌肉的信号统统给予了高度关注，压力不断堆积，疼痛也越来越不好受。每走一步、站一下，你的潜意识都觉得下一刻痛苦就要来做客。你的大脑开始将普通的腰部运动当作可怕的事，你开始认为自己的腰是脆弱的，需要时刻保护，正是这种认知又拓宽了痛觉回路，这还让你对腰背的整体态度开始变得悲观（我的背要垮了！）。别人或者你自己每次提到腰状况变差，相关的神经回路——这些负面的神经签名就又会被描深一点。讽刺又悲伤的是，持续性疼痛的错误警报又把人导向了真正能够加剧疼痛的行为。受伤过后短期休息很合理，但数不清的证据显示，长期不运动会加重病痛，对身体的所有系统都是一场浩劫。正如第10章提到的，疼痛会剥夺人的睡眠，让人的情绪如过山车般下落，压力直线攀升，这些都会恶化疼痛。疼痛能帮我们躲开危险，但持续性疼痛会直接使我们从社交生活中抽离，我们不再出门寻找生活的意义和乐趣，我们的社交网络也渐渐缩小。你没入了无底深渊，而"疼痛"的签名在你的脑海中更加无法抹去。持续性疼痛，在多种意义上都是一种"习得的"疼痛。

2018年，疼痛拼图的另一块碎片被科罗拉多大学博尔德分校的托尔·瓦格拾起。[3]在一项研究中，他和团队成员对受试者进行功能性磁共振扫描，其间受试者会看到"高"或"低"的文字暗示，随后接受高温或低温热源刺激。事实上，这些文字暗示和接受的热源刺激并没有直接联系。但不论实际热量是多少，当受试者看见"高"的暗示时，都感受到了更多的热量和痛感；看见"低"时则相反。心理预期对大脑感知的影响是强大的，但真正有趣的是受试者"学习"疼痛的速度惊人。如果受试者预估会出现强痛感，并且实际情况也符合他们的预估，下次在接受同等级刺激的时候受试者就会产生更多痛感；如果他们预计出现强痛感，而实际接受的刺激较弱，他们对疼痛的感知也不会减弱，只会保持不变。这种强化的循环——某种自证预言——使人在期待更多疼痛的时候大脑也会产生更多疼痛，周而复始，永不停歇。人类对确认偏误（偏好支持自己观点的信息）是极具怀疑态度的，在生存的问题上，大脑是个不折不扣的悲观主义者。爬上疼痛的梯子永远比爬下来更容易，而这常常让患者意识不到自己的组织实际上正在慢慢痊愈。

到这里，你完全有权利问："所以，你想说疼痛完全是我的臆想？我明明清楚地感到有个具体的部位疼得要死，你却对我嗤之以鼻，说我有心理问题？"不，完全不是这样的。持续性疼痛无疑是真实的，此外，尽管心理因素像影响一切疾病那样一视同仁地影响着疼痛，疼痛最好还是被归为神经疾病——关于神经和大脑回路的疾病类别。疼痛和癫痫一样是真实的神经疾病。

也有大量研究支持持续性疼痛会导致大脑发生真实的变化。做过膝关节置换手术的病人有五分之一都在术后称自己的疼痛一点儿都没有减轻。2019年，牛津大学的一个研究团队用功能性磁共振脑成像分析了他们的大脑，发现和那些通过手术成功止疼的患者相比，这些病人有种独特的"慢性疼痛"神经签名。脑成像显示，从脊髓向上传递到他们大脑的危险信号增加了，从大脑向下发送的抑制信号变少了。手术解决了膝关节的生理问题，疼痛却依旧深深地印在他们的脑中。[4]

其他研究显示，持续性疼痛就连患者不疼的时候也在改变着他们的大脑模式，[5]而最令人忧心的是有证据显示，持续性疼痛会让大脑老化。2004年的一项研究比较了持续性疼痛患者和健康人士的大脑灰质浓度，发现如果持续性疼痛超过5年，人的大脑灰质浓度就可能会降低5%~11%，按正常的大脑老化速度，这种收缩过程原本要花上十几二十年。[6]其他领域的研究也同意持续性疼痛是神经可塑性出错的说法，其中一个近年值得特别关注的领域是基因学。2019年，一个团队调用了英国生物库的丰富数据，确定了76种可能导致持续性疼痛的基因，其中许多都与神经可塑性的关键环节有关。[7]同年的另一篇论文发现了一种与持续性疼痛关联的基因变异，该基因控制着调节血清素水平的酶。[8]因此，有这种基因变异的人的血清素含量低于正常水平，这也导致他们的"躯体意识"更强，换句话说，他们的所有感官都更为发达。在体会愉悦的感觉时，这是不可多得的好事，但面对疼痛，这就只能令人瑟瑟发抖、疼痛加倍。值得注意的是，这种基因突变并不罕见，10个人中就有1个人拥有。

至此，我们需要回到一个关键点。在大多数持续性疼痛的病例中，最初的伤口都已经愈合，疼痛摇身一变成了当前的首要疑难杂症。但某些情况中，持续的损伤会触发伤害性纤维，慢性炎症就是很好的例证。需要指出，不是所有的腰疼都是大脑过度反应导致的，有一小部分腰疼是重大疾病所致，如癌症、感染、脊柱骨折、马尾神经综合征，但这些通常逃脱不了医生们的法眼。可惜的是，大多数持续性疼痛患者（以及超过九成的背疼患者）身体上已经没有可识别的组织损伤了，问题出在他们过度敏感的大脑上。

上文提到的中枢敏化在纤维肌痛中表现得最为明显。纤维肌痛是一种破坏力巨大的病症，其症状包括但不限于疲乏无力、扩散性肌肉疼痛、高痛觉敏感度以及臭名昭著的"脑雾"（会导致记忆力衰退与心智退化）。目前该病成因还缺少明确的科学和医学依据，医生们也对其知之甚少，所以它才特别令人头疼。每次遇到难以解释的病症，特别是没法用现有测试衡量、无法通过药物疗程或手术治疗的疾病时，医生就浑身不自在。当答案迟迟没有出现，一些医疗专家就会开始为自己辩护，甚至蔑视和歧视患者——"纤维骗子""弱小的女子"还只是我从资深医生嘴里听到的两个不当字眼。很多次，我看到纤维肌痛患者像个烫手的山芋一样被家庭保健医生、风湿病医生和神经科医生丢来丢去。然而，越来越多的资料显示，导致大部分纤维肌痛的核心机制正是中枢敏化，即大脑的痛觉警告系统变得过分活跃。[9, 10]这证明了纤维肌痛并非病人的虚构，但是——这是必须留神的转折——我们仍未知道中枢敏化的原因是什么，不过这很有可能和持续性疼痛的原因类似，所以我把自己的赌注押在免疫系统上。2017年，北欧学者分析了纤维肌痛患者的炎性标志物①，发现其脑部与身体都有发炎痕迹（神经炎症或系统性炎症）。[11]2019年，哈佛大学及瑞典卡罗林斯卡学

---

① 炎性标志物是临床诊断中对炎性疾病的判断指标。——译者注

院又联合发现，纤维肌痛患者的小神经胶质细胞（脑部的免疫细胞）比健康人的更加活跃。[12]这些科学成果还处于初步阶段，却非常振奋人心，有其论证我们才能推测，神经炎症可能正是导致中枢敏化与持续性疼痛的重要因素。

世界上数百万人经历过疼痛从短期变为慢性的这一过程。具有可塑性的大脑阴晴不定，抛出了一个又一个谜题——它是怎么让人陷入疼痛的？又能怎样帮人逃脱疼痛的陷阱？有个稀奇古怪的病症或许可以给我们留下一些线索，它是人类最神秘的病症之一。我曾经访问过位于印度东北的一家偏远医院，并在那儿结识了一位能凭空产生痛觉的病人阿曼。10年前，阿曼正开着自己色彩斑斓的小卡车在阿萨姆平原上尽情驰骋，打算去往喜马拉雅山丛林密布的山脚，那里是印、缅的接壤处，这得花上他数把个小时。轮胎驶过的山路崎岖陡峭，天气再好也不过是些泥巴道，接下来发生的事我这辈子都不忍心再讲第二次：当时正值雨季，暴风雨席卷当地，阿曼想赶紧上山，结果爬坡爬到一半，车上方的山体突然坍塌了，滚滚而下的砂石和泥土一下子倒在了他橙色的卡车上，失控的车沿着山坡滑落，然后猛地撞在了山崖旁探出的粗壮树丛中。如果不是这样，他早已葬身悬崖。阿曼的右手承担了落体的全部重量，他的小臂连带着手肘被压得粉碎。经过长时间的营救，当地医生成功地为他进行了截肢手术。

和我聊天时，阿曼脸上时而闪过痛楚的神情。他每天都有好几次感觉自己的整条右臂还在原位，还觉得自己已经失去的手指疼得像被开水烫伤了似的。阿曼遇到的正是幻肢疼痛，这种现象非常奇特——不存在的手也能感受到痛觉，这显然说明疼痛的制造者是大脑。在神经可塑性出错的持续性疼痛中，它大概也能担任最称职的解说代表。如果你认为幻肢疼痛在医学界是新鲜事的话，我不怪你，但其实它出乎意料地常见：四分之三以上的截肢患者有这种病史。[13]光在从医学院毕业后的一年内，我就已经见到了数百名幻肢疼痛患者，有在阿富汗的爆炸中失去手脚的士兵，也有因周围血管疾病不得不选择性截肢的患者。有时幻肢疼痛的表现症状很奇特，有人会觉得自己的"幻手"在向经过的护士打招呼，有的人会觉得自己的"幻腿"在变得越来越短。这些鬼魅似的疼痛让医学家几个世纪以来一直困在迷雾中，各种各样的解读汇成了一锅大杂烩。比如，在圣克鲁斯-德特内里费战役中失去右臂的英国海军英雄纳尔逊上将，认为自己的幻肢疼痛是"灵魂存在的直接证据"。[14]在医学院就读期间，我还没有深挖幻肢科学，我当时猜想，是残肢中的受损神经末梢向大脑发送了异常信号，才引起了这种奇怪的情况。直到21世纪前，这其实都是主流的医学思想，所以外科医生一而再再而三地截去病人身体更多的部分，想要通过移除受损的疼痛感受器来驱散这些"幽灵"。但它们往往不会就这样轻易离开，而是带着复仇之火再度找上患者的身体。

维兰努亚·拉玛钱德朗是一位卓越的、极具创造力的印度裔美国神经学家，在医学院读书时他就对幻肢疼痛情有独钟。20世纪90年代初，他开始好奇导致幻肢疼痛症状的因素会不会是神经可塑性。基于加拿大杰出的神经外科医生王尔德·彭菲尔德的脑部感官地图，拉玛钱德朗建立了自己的理论。彭菲尔德在20世纪50年代致力于治疗难治性癫痫患者，[15]当时他的许多患者都会出现癫痫先兆，能感觉到自己就要发作了。彭菲尔德的理论是，切开患者的一小块颅骨，在病人完全清醒的时候用电极触摸他们大脑的一个区域，如果这么做可以唤醒先兆，那么这个区域就是负责癫痫发作的大脑活动区。他的手术虽没有完全成功，却让他有了更加惊喜的发现。当彭菲尔德触碰大脑表面的不同部位时，患者感受到了来自皮肤不同部位的感觉。于是彭菲尔德细致地记录下大脑每块区域对应的皮肤感官区域。有趣的是，大脑的"身体感官地图"看起来很杂乱：代表脚趾的大脑区域就在代表生殖器官的大脑区域旁边，而手的区域和脸的区域紧挨着。此外，代表某身体部位的大脑区域大小和该部位实际所占的皮肤面积大小不成正比。比如，人的食指指尖占了大脑很大一块地方，甚至比背部的还大。这并不太难理解，毕竟食指上的感受器相当密集。出于总结的目的，彭菲尔德建立了一个人体模型，与常规模型不同，他按照各部位在脑内对应的面积绘制了人体的尺寸，结果画出了一个"感官侏儒"。这是一个奇形怪状的小人（彭菲尔德自己都这么说），感觉丰富的部位（手、脚、唇）很大，感觉迟钝的部位（躯干和手臂）则很小，整个人显得矮小又细长。

拉玛钱德朗推测，幻肢不是由残肢神经受损引起的，而是大脑重塑导致的。原本的肢体消失后，大脑重新绘制了一张感官侏儒的地图。为了验证自己的猜想，他对一个年轻人进行了评估，我们暂且叫这个年轻人麦克。麦克失去了左手，但总是觉得那里很痒。一场车祸让他失去了手臂胳膊肘以下的部位，当他被甩出车时，在半空中，他恍惚间看到自己断开的左手还紧紧握在方向盘上。拉玛钱德朗用一根棉棒轻轻触摸麦克的皮肤，询问他的感受，前面麦克还很平静，直到棉棒碰到脸颊时，麦克突然能感受到自己的幻肢传来了感觉。之后又试了几次，拉玛钱德朗发现，麦克的脸部特定区域对应着他的幻肢区域，比如轻触他的上唇，他已失去的食指就会产生感觉。惊喜的是，麦克现在要是再觉得左手痒，只需轻轻挠一下脸颊就能解决了。神经可塑性和大脑的感官地图让这一切都合理了起来。当身体失去手时，原先手与脑部某块区域的联系就蔓延到了附近的身体区域——脸部，好重新开发这块"废弃荒地"。恋足癖甚至也可以用这种理论解释——我们的脚趾区域就在生殖器区域旁边。而许多下肢被截去的人发现自己的残肢成了性敏感区，这是因为其脑部的生殖器区域开始侵占"空出来"的下肢区域，一些截肢者甚至有在残肢上排尿的感觉。

麦克手部区域的脑活动正在移向面部区域，很快，拉玛钱德朗就用脑成像确定了这一点。[16]其他研究显示，未感受到幻肢疼痛的截肢者大脑中的其他区域不会溢出或占据对应坏死躯体的区域。[17]海德堡大学具有领先地位的疼痛科学家赫塔·弗洛尔教授开展的一项开创性研究发现，幻肢疼痛的程度与神经重组的程度成正比。[18]如此看来，幻肢疼痛确实是由神经可塑性的问题引起的。后来的几年内，拉玛钱德朗陆续评估了数百位截肢者，并总结出了一种模式。许多人都觉得自己的幻肢被"冻结"了，好像那部分肢体仍然存在，只不过被固定在了某个位置上。拉玛钱德朗意识到，这部分群体的肢体在截去之前要么用石膏固定过，要么被绷带吊起过，他们的大脑似乎将不移动的肢体信息补入了身体地图，截肢后也没有将其抹去。慢慢地，拉玛钱德朗发掘出了大脑的惊人事实，很明显，大脑及大脑塑造的我们感知身体的方式是动态的、不断发展的。

基于幻肢疼痛是"被记住"的疼痛这一假设，拉玛钱德朗发明出一个惊人的设备，这个设备帮助许多截肢者"忘记"了这种疼痛，堪称天才之举。这是一个中等大小的盒子，大概和烤面包机的包装盒差不多大，盒子从顶部打开，前方则有两个洞可以让人把手臂伸进去。盒子中间有一张将左右分成两格的分隔板。分隔板的一面是镜面，能照到患者伸入的健康手臂，而如果患者稍微往前靠一靠，向下看盒子，就可以在镜像中看见自己另一只失去的手仿佛又长了回来。镜盒打造的错觉非常浅显，但效果不凡。动动健康的手臂，患者就能看见自己从前那只痛苦的、被"冻结"的手在重新移动。拉玛钱德朗将这个盒子交给病人，让他们拿回家练习，然后更为惊艳的成果出现了：很多患者都说幻肢疼痛再也没出现过。拉玛钱德朗知道疼痛的本质是一种幻象，至少不是对现实完全准确的反映，于是他"以牙还牙"，用幻象来打败幻象，他成功实现了有史以来第一例"幻肢截除术"。看见幻肢就足以治愈幻肢，只要你觉得自己在变好，你就真的能变好。这听上去很疯狂，但没有半句假话。拉玛钱德朗的发现带我们接近了疼痛的本质，也认清了疼痛的假象。在著作《脑中的鬼影》（*Phantoms in the Brain*）中，他写道：

> 疼痛是对某器官健康问题的主观判断，而不仅仅是对伤情的一种反射性反应。伤害感受器和大脑中的"痛觉中枢"无法直接联系，不同的大脑中心之间又有很多互动，比如视觉和触觉就会互相配合，所以即便只是看见拳头打开，患者的移动和触碰通路也能重新理顺，让他真正感受到自己的拳头打开，从而消除那只不存在的手所产生的疼痛幻觉。[19]

大脑认为哪里有损伤，人的哪里就会疼，然而大脑也会犯错。因此，可以认为是大脑产生了疼痛，并将其投影到身体某部位。如此说来，其实所有人都有"幻肢"，只不过区别在于我们的实际肢体还在那里，而我们无法把大脑的投影和自己真实的身体分开。拉玛钱德朗主张"人的整个身体就是一个幻影，大脑为了方便生存才把实物造出来"。[20]人脑形成了"身体形象"，然后将其投影到躯体上。重要的是，这种"形象"和实际上的肉体是两回事，幻肢疼痛某种意义上就是身体形象被扭曲的结果。这一说法可以解释持续性疼痛中极为常见的情况——疼痛扩散。随着大脑因中枢敏化而对疼痛过度敏感，它描绘了一幅疼痛地图，这幅地图常常扩张到脑内的其他区域。我们可能会在身体的一个部位受到伤害，但在另一个部位感到疼痛，这就是所谓的"牵涉性疼痛"。最初某个部位受伤引起的持续性疼痛也具有扩散性，2009 年的一项研究发现，甩鞭损伤①造成的持续性颈痛病人对全身所有部位的疼痛都更敏感，即便大多数部位从来没有受过伤。[21]

拉玛钱德朗的镜盒疗法不仅对许多幻肢疼痛患者有效，[22]对某些形式的持续性疼痛患者也是一根救命稻草。复杂性区域疼痛综合征（CRPS）患者身体的某一部位会处于剧烈的持续性疼痛中，与最初的损伤程度不成比例。2003 年的一项实验发现，当患者的一只手臂因该综合征而变得虚弱时，在盒子里移动健康的手臂，制造出自己不便的手臂也能轻松移动的幻觉，痛感就会缓和。[23]想象手臂无痛就足以重塑大脑，让它不再生成痛觉。还有可能，看见这种幻象会让大脑切断特定动作与疼痛间的关联，毕竟疼痛几乎次次都和动作捆绑在一起——人被电炉烫到就会缩回手，受伤的手腕总要被扶住……看见这种动作，却没有感受到与之相关联的疼痛，大脑就会相对放松下来。

不过，镜盒只对那些持续性疼痛不超过几个月的患者有效，对那些疼痛持

---

① 甩鞭损伤指人体颈椎受到惯性外力作用，像鞭子甩出去一样而导致的损伤，常见于车祸。——译者注

续更久的患者来说，他们大脑的疼痛回路大概已经过于紧绷，以至于忘记要如何才能不痛地移动身体了。在这种过度保护的情况下，大脑命令肢体时刻处于"戒备状态"，所以无论是什么动作都可能带来极端的疼痛。这是澳大利亚疼痛科学家（以及疼痛科普大师）洛里默·莫斯莱的研究重点，他设计了一个名为"分级运动想象疗法"的康复项目，参与者会循序渐进地接触运动，按照他的形容，就是"蹑手蹑脚地在痛觉雷达的探测下行动"。简单来说，"分级运动想象疗法"包括三个阶段：第一阶段，参与者要观看一些身体部位的图像，尽快辨认这些部位位于身体左边还是右边。持续性疼痛患者不是很擅长区分大脑中身体地图上各区域的具体分布位置，所以这一步是为了帮助其恢复神经可塑性打下基础。第二阶段，参与者要坐着不动想象一些动作，这能够刺激、训练脑部与运动挂钩的区域，但又不触发痛觉雷达。第三阶段，镜盒治疗。缜密的研究显示，分级运动想象疗法有望治愈顽固的复杂性局部痛综合征和幻肢疼痛。[24] 并且，它也没有理由对其他持续性疼痛不奏效。就在我们崇拜镜盒这一天才发明的同时，许多新兴技术也开始慢慢问世了。2018年，伦敦大学学院与牛津大学共同开展了一项实验，研究人员对被截肢者使用了非侵入式的"经颅直流电刺激"（电极将低频电流传递至脑部），在被截肢者想象移动自己的幻肢时刺激他们大脑地图的手部区域，这最终减少了30%~50%的疼痛。[25] 当然，如果镜子能有效地让身体在大脑中的形象变得健康又安全，那么我们新的幻象打造技术在这方面应该会非常成功。近期研究表明，用虚拟现实打造一个沉浸式的愉悦环境，并在画面中还原被截肢者失去的肢体，也能很好地缓解疼痛。[26]

　　不能否认，在人的一生中，神奇的大脑是多么灵活、可塑且易变。大脑教会我们知识、成长与爱。它也想要保护我们，有时甚至表现得太过优异，毕竟持续性疼痛大多是大脑失控的表现。虽然这章的很长篇幅都在讲神经可塑性在疼痛中的利与弊，但能利用这项原理帮助人们的机制也在慢慢浮出水面——改变大脑，我们就能改变疼痛。

12

疼痛革命

治愈持续性疼痛的新希望

人性可以是苦难之根，也可以是治愈之源。

——（美）法兰克·佛杜锡克，神经外科医生

"当'编织'从我嘴里蹦出来的时候，那些医生毫不理会，可把用词换成'一种协调、规律、社会心理性的医疗干预'时，他们就全都竖起了耳朵！"

贝斯坦·科克希尔浑身散发出的温暖让她如同跃动的火焰一般，这位在巴斯工作的健康教练向我分享了她偶然发现某种疼痛干预手段的经历，她听上去不像是那种疯狂包装和推销一种新疗法的人，而像位不经意间掘出了一箱宝藏的探险家。你问什么宝藏？是编织。

20世纪70年代，科克希尔在伦敦的米德塞克斯医院接受理疗师培训，虽然那段训练时光令人热血沸腾，也有很强的实践性，毕业后在英国行医的几年经历还是令她心灰意冷。当时，英国主流的医学观点偏向结构主义（从多重意义上讲，现状没有多大的改变）。结构主义的特点是治疗病人的身体某部位或某个生物机制问题，而不是将人看作一个整体来治疗。科克希尔之后来到瑞士一家康复所工作，这段经历让她大开眼界。通过她的观察，她发现如果每个病人都被当作独立的个体来对待，把他们的心理健康和社交健康看作和身体健康同等重要的事情，最终的疗效就会更好，病人也更能控制自己的慢性疾病。在《织出健康，织出幸福》（*Knitting for Health and Wellness*）中，科克希尔写道："我意识到，如果患者自我感觉良好，在鼓励下变得活跃、培养兴趣、积极社交，他们就能痊愈。"[1]但一回到英国，国内的医学体制就让她分外震惊。医院并没有提供机会让患者的大脑学习、改变和提升。压垮科克希尔的最后一根稻草是社区里一位因中风而半身瘫痪的年轻人，照顾他时，科克希尔发现医院非但没有帮助他的脑部康复，让他的手臂重新学习运动技能，反而每天早晨都将他的手臂绑在轮椅上，误以为这能放松他紧张的肌肉。至此，科克希尔的康复师梦已经完全被现实打败，她退出了这个行业。

科克希尔转行成了一位出版编辑，负责一系列杂志的出版，其中就有关于手工的刊物。科克希尔娓娓道来："我的任务之一就是整理读者来信，读信时我很快就发觉，几乎所有——可以说98%的信，都在讲述处于病痛中的人们与手工艺的缘分，其中编织出现的次数特别多。我和编辑聊天的时候提了一嘴，她就把过去的读者来信收集箱拿来了，里面得有几千封信吧。我偶然发现了一件意义极其重大的事。那么多身份不同、文化背景各异的人几乎都讨论着同一件事——是编织治愈了他们。我还记得读到的第一封信来自一位只有14岁的女孩，长期疼痛让她成了住院部的常客，但她在信中说'织东西的时候，我什么止痛药都不用吃'。"

可供研究的数据找上了门来，它们大声呼喊着引起了科克希尔的注意。成千上万份真实的证词摆在她面前，这是那些从被主流医学忽视的一种疗法中受益的人所发出的声音。此后，她便投身于对3500名编织爱好者的全面调查，这些人当中，有九成患有持续性疼痛的人都说编织成功地让自己克服了病痛。[2]

发生在这些人身上的事和奇迹似乎没什么两样，于是我不得不问："是怎么做到的？"

科克希尔解释说，编织能从多个方面帮助患者，不过她将其总结为一条"编织等式"：编织＝运动＋丰富的环境＋社交活动。

运动——较为温和且循序渐进的运动，是最佳止痛药之一。它能让人体释放消炎与麻醉分子，阻止危险信号传递给脑部，进而促进组织的痊愈与成长，而编织涉及的运动则更为复杂。这种富有节奏性的重复运动会刺激血清素（一种纯天然的兴奋剂和止痛剂）的释放。[3] 所以痛苦中的人常常会敲桌板、摇晃身体或者来回踱步。或许我们可以学习坐在摇摇椅上一边织毛衣一边前后摇动的老奶奶。这种左右半身协调、与视觉相合作、需要集中注意力的运动确实能重塑人们的大脑。[4] 重要的是，编织时的手部动作正好经过了身体中轴线。米兰比可卡大学的一项实验发现，用激光射向受试者的手背所产生的疼痛，会在受试者将双臂交叉、手放在身体中轴线的两边时减轻，[5] 这可能是因为交叉的双手干涉了大脑定位疼痛刺激的过程。

编织还让人能渐渐拓宽自己的私人空间，这看起来和持续性疼痛好像没什么关系，实际则不然。每个人都有私人空间的概念——有这么一条划定每个人舒适安全区的红线，如果谁越过了它，我们就会觉得有必要远离那个人（或让他远离我们）。"红线"是会不断移动的，并且常常由人的潜意识决定，通常这个距离在一步左右，但如果我们在观赏一场小型音乐演出，这个距离就会大大缩短；而来到一处静谧、与世隔绝的野餐地时，这个距离又会大大延长。这都与安全感和受保护感有关。而在患者的身心都高度警惕的持续性疼痛中，想要自我保护的私人空间就会过度扩张。因为太在意自己疼痛的右肩，身体的右半部分被轻轻触碰也会让我们感到紧张和痛苦。这种过度的自我保护屏障会让人将外界的一切视为潜在威胁，降低走动和探索世界的欲望，而这又会反过来给疼痛雪上加霜。而编织会鼓励人们一步一步向外摸索，让安全感油然而生，推着患者走出私人空间，纱线和针就是编织者身体的延伸。我相信在别的温和运动中使用的道具也有同样的作用，比如钓鱼的鱼钩、画画的笔刷……

上面的运动只是"编织等式"的第一部分而已，丰富的环境也是编织能创造的。这种环境里有放松、冥想、创造和目标感。与催眠和虚拟现实类似，编织也需要人静下心来、集中注意力，并注重自己的感官体验（如视觉和触觉），这可以在短期内分解人的疼痛，长期来看还可以消弭痛苦。2019年，佛罗里达州梅奥诊所的一项研究使用脑电图监测了患者编织时的脑电波，并发现了一种与冥想状态有关的脑波类型：θ波。[6]人在创造的过程中能获得目标感、调整感与掌控感，帮助自己适应这个满是不确定因素的多变世界。创造出有价值的事物还会提升人的尊严，带来回报感、目标感和乐趣，这些都是被疼痛持续侵扰的生命中最容易失去的东西。

编织等式的最后一部分就是社交，在科克希尔创建的编织小组里，她目睹了社交对疼痛的巨大作用。孤立与寂寞是出了名的疼痛加剧者，相应地，沟通、友谊和笑声则是强大的止痛剂。最后，编织工具也便宜便携。若希望止痛的效果持久，治疗过程就要再三重复，最好是每周都能进行几次，这样大脑才能学习、发展，并从长期疼痛的怪圈中脱身。编织就能达到这样的效果，因为它需要人朝着一个完成品努力。编织让患者真正地培养出一种建设性的、主动的好习惯。他们一行行编织的不只是纱线，还有脑海中的条条神经小道。编织成功的核心可以借由科克希尔采访的一名编织爱好者的话阐述："编织用一种神秘的方法重新塑造了我的大脑，我对此深信不疑。那些重复、冥想和创造的过程帮我重返更加充实的生活。"[7]

当然，不是说编织就是解决持续性疼痛的出路，它只对一部分人有效。我们需要对此进行更详尽的研究才能获得强有力的证据。而在我采访科克希尔时，令人失望的是，新冠病毒的扩散中断了这项新研究。但让我为编织折服的是它所代表的一切——它会帮助人们积极地同时解决疼痛的多个问题。我自己的编织水平可不敢恭维。每次我编出来的东西都不出所料，是一团形状难以描述、色彩毫无美感的乱麻，戈尔迪乌姆之结①在它们面前都像两根

---

① 西方神话中一个极其难解的绳结，神谕称解开者即可成为亚细亚之王，最终被亚历山大大帝以剑砍碎。——译者注

鞋带一样简单。但我们倒是可以把持续性疼痛和我无意中创造的这些难解开的结类比一下。压力、人际关系、焦虑、其他健康状况、过往经历……这些搅在一起的丝线团构成了持续性疼痛，而要真正理顺这团乱麻，为我们的身心打造安全的氛围，我们就得每次只抽出几根线，再一点儿一点儿来解开这个结。

疼痛未必源自人的身体，但也不止存留于想象中，疼痛存在于"人"之中。要治愈疼痛，我们要着眼于患者的全部，想要康复，我们需要改变疼痛的意义、恢复人格和自我。这样的任务使人望而却步，却也象征着更多的机会和入手点。痛觉是一个与生活方方面面密不可分的复杂体系，但对付这个复杂体系的方法却未必要多花哨。微小的改变就能有着事半功倍的效果，这些改变可能显得很无趣，或者既不够"科学"也不够"医用"，比如睡眠、锻炼和社交，但它们触发的连锁反应可以是革命性的。小小的细节也可以带来大大的影响，你常常无法料到结果有多么让人惊喜。比如，新冠疫情暴发前，人们都不怎么注重洗手。实话实说，就连医院的大多数工作者（除了手术室人员外）也一样。但2020年，大众对洗手的态度转变不仅控制了新冠疫情的蔓延，还在世界范围内减少了其他病毒和细菌的感染。香港的强硬防控政策就让他们的流感季比往年提早了两个月结束，而西班牙医院的艰难梭菌（一种院内传播并能引发严重疟疾的胃肠道细菌）感染率下降了70%。[8]小改变有大力量，科学界却好像低估了人的一生中多次正向改变累积在一起能产生多大的影响力——即便每次改变产生的效果不大。牛津大学基本卫生保健学的教授特里什·格林哈格就在推特上分享了自己精彩的见地："关于复杂体系的文献突出了一种具有多种相互作用影响的更有机的因果关系模型，不要问'影响规模有多大？在控制其他变量的情况下，它是否具有统计学意义？'而是去问'这样的干预是否能产生更好的结果？'根据复杂体系的逻辑，就算不同干预在单独使用时不会对任何预定义变量产生统计学上的显著影响，如果将它们叠加起来，它们最终还是可以产生好结果。"[9]

在聚焦于最有希望解决持续性疼痛的手段前，让我们先回顾一下疼痛的核心，了解现在需要治愈的究竟是什么，又该怎么做。一层一层剥开神经学的洋葱，我们逐渐让大脑自我调整，这往往少不了身体的帮助。持续性疼痛是由于我们多变、可塑性强的大脑不顾周围的环境危险与否，越来越高速地产生疼痛造成的，而我们可以逐步让大脑回到原先不那么有攻击性的状态。再进一步，我们可以通过减轻压力和炎症间接改变大脑，也可以通过技巧重塑痛觉系统，直接改变大脑。简而言之，能让大脑感到身体很安全的治疗才是有效的，我愿意将其比作"安慰大脑"。

接下来就是我总结的一些持续性疼痛疗法，这个列表没有包含全部疗法，毕竟，如开头所述，这不是一本自救书，但这些方法都具有通用的参考价值，我把它们分为三类：

调整——让大脑感到安全（改变身体、思想和环境）

可视化——对大脑耍些花招，从而减轻疼痛

教育——知识就是力量

这些干预手段表面上不太相关，甚至有的看起来平平无奇，有的听上去令人不敢相信，但它们都遵循着一项原则，那就是让大脑重新学会感知身体安全。

调整

首先，运动的重要性强调多少次都不为过，人生来就是要运动的，久坐不动的生物必然是脆弱的，而人也会因不能移动而恐惧。长期不运动具有多重危害：它加重病情，让肌肉和骨骼退化，让情绪跌到谷底，摧毁免疫系统和心血管系统。[10,11]久坐导致人遭受多年的痛苦甚至早亡，一项研究显示，英国每年有70 000人的死因与久坐习惯相关。[12]所有证据都表明不运动的危害比运动更大。此外运动在止痛方面不但成本低廉、安全又有效，还能顺带促进身心健康。[13]锻炼和运动几乎比一切药物和饮食都更能促进人体所有系统的平衡（体内平衡）。人在锻炼中强化体质、活动关节、代谢废物，并打开大脑里的天然止痛剂药柜，短时间内，运动就能直接降低痛感。[14]它具有消炎作用，能改善睡眠，促进心理健康，并且——这点与运动会让人很累的传统认知相反——能够消乏醒脑。[16]最重要的是，运动能训练大脑停止持续产生痛觉。如果人用让自己的身体感到充满力量的方式移动，大脑就会收到这样的信号：这副身体强健而安全。虽然要花些耐心，但久而久之大脑一定会放松下来，变得不那么警惕，而这从最根本上治愈着它。用我最喜欢的一句老话来讲就是"运动滋养身心"。

这仿佛和我们的常识出现了矛盾，那些反对持续性疼痛患者运动的声音总是说运动的时候会很疼。这没错，所以迈出最初的几步绝不容易。但大家也别忘了，对大多数持续性疼痛患者而言，即便你的身体很疼，它也没有受伤，只是因为大脑在某次受伤之后变得过度保护，你才会在安全的情况下感到浑身酸痛。知道这个前提就和运动起来一样重要，所以锻炼和学习疼痛知识相结合的情况下能产生极佳的效果。[17]但我不是要你跑去举哑铃或者参加铁人三项。为了疗愈持续性疼痛，你需要非常温和、有阶段性地运动，慢慢增加自己的力量、灵活度和协调性。比较符合条件的方法是"分级暴露法"：要渐渐地增大身体组织的运动量，不断积累后，人的组织力量增强，大脑就会将这些运动盖上"安全"的章。与此同时，规律性地做些稍微有点儿痛感的运动也会让大脑意识到运动是安全的，进而将这些动作与威胁区分开。上述几点都会为大脑提供关于身体状态的乐观信息，和恐惧症的治疗过程很相似：你首先试着去看蜘蛛，了解它并不危险再渐渐接近它，几周后，你就能自如地用手捏住它吓唬朋友们了。

如果你选择的运动富有乐趣、创造性和意义，比如在一片景致怡人的森林中散步、参与团体竞技运动或者释放压力的普拉提、瑜伽和太极拳课等，那么逐步提升运动量会简单得多。我最喜欢的运动莫过于和水有关的一切：游泳、水下慢跑、水上有氧健身操都可以，当然你得是可以使用泳池的幸运儿。我年少时在泳池中度过了许多欢乐的时光，想必我一定是有些不自觉的偏心，但水上运动对健康的益处向来不缺证据，[18] 而能将你轻轻托起的水无疑是能让你伴随着安全感运动的完美媒介。

另有一种让大脑安心的低成本有效方式，它也是件我们无时无刻不在做的事，如果不做，一个人不出几分钟就会告别人世。你大概已经猜到是什么了。呼吸对生存的重要性无须多言，这是人类获得氧气、排出二氧化碳和进行新陈代谢的方式，但医学院从没有正式教过我该如何呼吸。我虽然一直认为呼吸训练可能会对缓解焦虑有帮助，但还是觉得它怎么也不算真正的药，直到亲历呼吸训练法，我才意识到自己错得多离谱。当实习医生的第一年是压力爆发的频繁期，在某个晚上——连续上了4天13个小时晚班的那个晚上，诊治了几百位病人的我在压抑中下达了3位病人的死亡通知书，其中一位是我经常负责的病房里的患者，过去几周内我们彼此已经非常熟悉。凌晨4点，万籁俱寂，我瘫倒在办公室里的一张椅子上，打开电脑开始疯狂搜索快速释放压力的办法。很快，我对呼吸训练的怀疑（或无知）就被大量的实证淹没了。

健康的呼吸应该是缓慢、深沉的，而且需动用我们的横膈膜（我们肺部底部的帐篷状肌肉）。但在压力持续来袭的时代，大多数人的呼吸都太浅太急了，原始的战逃反应让交感神经系统为了增加体内氧气而督促人类进行短促的呼吸，短期来说，这没什么不好，但长期来看这会破坏二氧化碳和氧气的平衡，而且低效率运动胸肌也会浪费体内能量。对此解决方案也很简单，那就是去慢慢深呼吸。深呼吸是一种放松反应，能刺激交感神经，激活副交感神经系统，帮助我们休息、消化。有很多指南都在以不同的方式教我们如何正确呼吸，但关键环节都大同小异。首先，在一个让你放松的环境中坐下或躺下，然后闭上眼、合上嘴。用鼻子缓慢而深深地吸气5秒，腹部向外扩张，停留1秒后，再轻轻呼气7秒。吸气时，全身在动的部位只有腹部。一开始你可能会觉得有点儿难，但它的技巧并不难掌握。重点是要将深呼吸保持为一种习惯，大概每天做3到5组，每组10~15次。许多研究都表明这样的呼吸训练能够对抗压力、止痛消炎。[19,20]

让大脑放松下来的招数不止这一种，你还可以不断探索新的放松感受，比如泡个热水澡、去做个舒服的按摩或者求助于经皮神经电刺激器。这些方法只是在向大脑输送慰藉、分散痛苦，不一定会改变身体本身，因为人体组织不会因此变化。但一定要记住，不能只依赖这种"消极治疗"——任由自己被医师和机器摆布的治疗。如果它们成为你的唯一救命稻草，你就无法学会自我成长与管理，即便如此，它们还是不失为一种让大脑放松、有安全感的补充途径。

我们对身体做的事可以帮助治疗持续性疼痛，同样重要的是我们摄入的物质。第10章已经列举了无数表明吸烟、超重和酗酒会大大加重炎症和持续性疼痛的证据。健康饮食，减少尼古丁、酒精和咖啡因的摄入量比吞几粒药片难得多，也需要时间精力的付出和旁人的支持。这些干预见效稍慢，也不太浪漫，作用却相当实际。

想让一个保护欲过强的大脑和一副精疲力竭的身体冷静下来，给身体休息放松的空间是很重要的。而休息的最佳形式——睡眠——就常在持续性疼痛的缓解中起着关键作用，只不过总被人忽略。被疼痛长期困扰的人很难入眠，但人们不知道的是失眠本身也会给疼痛的火添一把柴。事实上，研究显示，失眠对疼痛的影响比疼痛对失眠的影响更大，这可能有些反直觉。[21]这种关系的重要性超乎了人们的想象。提升睡眠质量可能会让部分疼痛患者产生质的改变。第一步可以从规范睡眠卫生做起，这包括培养良好的睡眠习惯、创造最佳的睡眠环境。比如：保证卧室黑暗、安静；有固定的睡前活动，包括自我放松，把电子产品放在房间外，晚上不喝咖啡；在固定时间起床，等等。如果这样的改变还是无效，那你可以了解一下针对失眠的认知行为疗法，它能改善70%~80%的病人的睡眠质量和失眠问题，[22]并缓解因失眠造成的持续性疼痛。[23]照顾好自己的身体意外地能让人与大脑进行有效沟通，让它知道一切都好，不必如此忧惧危险。安全的运动（配合令人放松的、愉悦的休息）、安全的呼吸、安全的睡眠、健康的生活方式，这四者之间似乎彼此差别很大，但原则都是一样的：它们都通过减轻压力、提高安全感的方式直达疼痛的核心。

能与痛觉系统沟通，让它知道自己不必提心吊胆的措施还有一项：意识控制。第5章告诉我们，虽然没人能笑一笑就消除疼痛，但是意识对疼痛的作用依旧不可小觑。慢慢调整心态，从害怕、紧张到自信、希望，这确实能够降低疼痛的强度。其中的重要一环在于让思想变得更灵活，用开放的心态迎接变化并接受过去。接受疼痛听上去确实和人的直觉相悖，但它不是让人放弃与屈服，而是去理解疼痛的本质，认清自己的位置。时刻愤怒地对抗未知的敌人只会让你更紧张，使事情变得更糟。疼痛是我们的保卫者。没错，它在过度保护时是很吓人，但否定和暴躁并不会让它更好，我们要用它的法则来与它谈判，告诉它我们很安全。这种心态上的转变可能要借助与经验丰富医疗者的对话治疗，比如认知行为疗法、正念减压疗法和接受与承诺疗法。很多新的心理疗法也潜力无限，比如帮人们处理生命中高压时刻的情绪意识疗法。对话疗法的要旨是符合现代疼痛科学，让人不再害怕、重获信心。对有创伤经历和精神疾病的患者而言，当一位理解患者的心理学家或精神科医生帮忙做到这些时，疼痛就能得到非常有效的缓解。最重要的一点，在各类有意义的、你乐意参与的治疗过程中学会从新视角看待自己的疼痛，是在这场旅行中成长的关键。

人有很多方式来排解压力，让身心都被安全感包裹。同时，没有人是一座孤岛。周边的环境、人际关系、经济状况、社会地位甚至是住所、办公室的建筑都与我们紧密相联。第9章描绘了社会能如何以无数意想不到的角度直接影响疼痛。但在处理这些社会因素方面，医疗工作者们经常缺乏完备的训练，并且其中的很多成员都觉得非医学的病因没那么重要，这是大错特错的。治愈疼痛症可能需要直接解决外部压力源，不论是家庭、工作还是其他关系导致的压力。说起来容易，做起来难，但如果能解决这些压力源，持续性疼痛就能被直接弱化。就这一层面来说，我们应该从小目标做起，先面对最容易解决的压力源。正如在《为什么斑马不会得溃疡》（*Why Zebras Don't Get Ulcers*）一书中，罗伯特·萨波尔斯基提出在压力管理中应用二八定律："80%的压力都能通过最初20%的尝试来赶跑。"[24]

人永远都不应当独自承受痛苦。加入小团体（不一定非要是疼痛患者的社团）、建立人际关系能有效止疼。对疼痛症患者及其支持者来说，努力行善，表达对他人和自我的感激都很重要。而疼痛的社会因素也大声地告诉我们，尽管自我管理对缓解持续性疼痛很重要，但减轻压力不只是患者自己的责任。有很多患者有能力也有条件改变自己的生活方式，但你要是在一个靠酒精度日的流浪汉或者有创伤性经历的单亲家长面前传播心灵鸡汤，"只要找到减轻压力的方法就好了"，你活该被骂，甚至被人赶出家门也不足为奇。这个社会从上到下都有责任去支持、激励有需要的人。

产生痛觉的大脑决策过程大部分是人的意识控制不了的。我们没法直接和"人体防卫部"对话，只要它认为我们有危险，就算它的信息来源有误，它也会用痛觉通知我们。调整大脑的工作环境（身心也好，社会也罢）看似平平无奇，却能有效舒缓疼痛，因为它能塑造一种安全感，向大脑发送"好消息"。想象一下，你的脑海中有一架天平，一边是安全和保险，另一边是压力和威胁，当天平向压力倾斜时，疼痛就产生了。而往安全侧加砝码（如运动），或者从压力侧拿走砝码（如心理、社会和让你激动的压力源），你大脑的痛觉系统就会变得更加淡定。

可视化

改变大脑对身体及环境的感知，是让它冷静下来的间接方式，不过有小部分医生和研究者相信人们可以直接接触并最终改变自身的痛觉系统，而且他们的队伍还在壮大。如果人真的可以重新塑造自己的大脑，逆转引发疼痛的神经变化，持续性疼痛的疗法就会发生翻天覆地的改革。最激动人心的神经可塑性学家迈克尔·莫斯科维茨博士是目前住在加州索萨利托的疼痛学专家。他主张神经的可塑性可以被用于减少甚至完全治愈极其顽固且棘手的持续性疼痛。莫斯科维茨博士其实不是医学界的反叛先锋，在医学生涯中，他最开始以精神科医生启程，最终专攻疼痛医学，并渐渐成了美国顶尖的疼痛学家之一。有很多尝遍药物和手术却不见效的患者在他这里成功治愈，他自己就是其中之一。诺曼·多伊奇在《大脑疗伤的方式》（*The Brain's Way of Healing*）一书中提到了对莫斯科维茨的一次访谈，访谈中莫斯科维茨描述了那次改变自己人生的事故，这场事故促使他走上了康复之路，并最终帮助他人治愈。[25]那是1994年，44岁的他正和自己的女儿们享受着难得的假日时光，"滑轮胎"成了他们的娱乐活动，这有点儿像滑水橇，只不过是从站在橇板上变成了躺在一个充好气的轮胎里而已，你需要紧紧抓住轮胎，宝贵的生命完全被握在系着轮胎的摩托艇驾驶员手上。正当莫斯科维茨在水面上滑翔时，他突然从轮胎上掉了下来，他的肩背以每小时60公里的速度砸向了水面。接下来的10年里，极度的颈痛持续不断地向他展开袭击，不论是阿片类药物还是物理疗法，没有一种方法能够减轻哪怕一点儿疼痛。这段经历是持续性疼痛的典型实例：这份疼痛随着时间的推移越来越严重，并慢慢渗透到了脖子两侧、上背部和肩胛骨处，而每一次他感受到剧烈的疼痛，他的大脑都能更敏锐地识别出这种感受并激发痛觉，莫斯科维茨的神经可塑性出了问题。

13个煎熬的年头过去，2007年，为了击退持续性疼痛，莫斯科维茨下定决心要拼尽全力了解它（他还读了15 000页的神经学文献），最后他得出了一个简单却深刻的结论——如果神经可塑性是这一切的罪魁祸首，他同样可以利用神经可塑性来摸索自己的出路。在持续性疼痛的发作中，疼痛相关的神经会不断扩张自己的领地，侵占其他的功能区域，比如感官、情感调解和认知功能区，而莫斯科维茨的计划就是用不痛苦的神经活动夺回这些区域，切断疼痛网络的连接。他选的武器是视觉。大脑有很大一部分都用于处理视觉输入，同时视觉输入在疼痛经历中的作用也举足轻重。莫斯科维茨想知道，频繁而专注的可视化想象是否足以重塑一个深陷苦痛的大脑。

他先是为自己的大脑画了三个版本的"地图"：第一张是短期疼痛中的大脑，当中有一些部位在活动；第二张是可持续性疼痛中的大脑，那些活动中的部位增多了；第三张则是完全没有疼痛的大脑。每当他的颈痛发作，莫斯科维茨就会合上双眼，回忆起自己画的持续性疼痛状态下的大脑地图，并想象那些活跃着的区域开始收缩。这和单纯地许愿疼痛走开是不一样的，起初的3周一点儿进展也没有，大概花了1个月，他才学会娴熟地在疼痛一发作就运用这种可视化技巧，然后，了不起的事发生了。仅仅在6周内，莫斯科维茨的背痛就完全消失了，1年左右，颈痛也开始慢慢消退，最后完全离开了他的身体。他的大脑现在已经形成了一张全新的地图——不再有疼痛为非作歹的地图。理所当然地，莫斯科维茨热情地和他的患者们分享了这一方法，大家都收获了奇迹般的疗效。之后，他将自己的全部工作精力都投入到利用神经可塑性让大脑脱离痛苦的事业中去。该疗法充满挑战，尤其是在起步的时候，患者必须持续获得鼓舞，坚持执行可视化的技巧，即便最初的几周甚至几个月都不见效。这就和学习一门新语言一样，那些坚持不懈的人往往能够得到更加长久而彻底的解脱。

第一次听闻莫斯科维茨令人赞叹不已的故事时我还有点儿不信，但很快我就想起了自己的肠易激综合征也被催眠疗法完全治好的事。视觉化——想象我的肠道从曲折的激流变成了平静的泰晤士河——大概是催眠中最有威力的环节。更别提第11章提到的镜箱疗法了，和分级运动想象法结合起来，它能将大脑从幻肢疼痛及其他持续性疼痛病症中解放出来。更激动人心的是，虚拟现实技术的崛起会让可视化疗法更强效且更容易实现。2008年一项出色的研究发现，把放大镜放在持续性手疼患者的手上方，他们的疼痛就会加重。反之，在视觉上让疼痛的部位变小，他们的疼痛就会减少。[26]大脑如果看见手小了点儿，就会认为损害更小。2018年的一项研究又进一步显示了虚拟现实能大大缓解膝关节炎的疼痛。[27]来自南澳大学的研究团队让膝关节炎患者戴上虚拟现实眼镜，然后投影患者膝盖的实时录像，不过软件可以让膝盖看起来更小或者更大。当受试者向下看时，工作人员会扶住受试者的小腿肌肉，或轻轻往前推，或轻轻往后拉。这种视觉和触觉的结合创造了膝盖收缩或放大的"视觉错觉"。这种重复的多感官幻象成功地让痛感减轻了四成。相似地，莫斯科维茨也发现有的人会对触觉、听觉和震感等视觉外的感官因素产生良好反应，这些是美国外科兼骨疗医生玛拉·戈登介绍给他的，也丰富了他的止痛感官疗法。

人能够偷回自己的脑子，收回被持续性疼痛侵略的地带——这种想法是扣人心弦的。直接训练大脑脱离疼痛看起来具有无比美好的前景，也与对疼痛的现代理解相符。不过，对神经可塑性的研究和临床运用尚在萌芽阶段，在向公众歌颂它的美妙前，我们需要更多实证来对其进行检验，但这不妨碍我们尽情期待它的明天……

教育

我始终相信，教育是最重要的疼痛疗法，没人有能力去调整一个自己不了解的系统。用人人都能理解的方式去传播疼痛的原理，是和疼痛共处、缓解痛苦的必经之路，它引领着我们走向治愈。对许多持续性疼痛患者来说，疼痛知识可以比药物更强大，它为患者积极主动地改变生活方式和参与治疗打下基础。社会亟须这种教育，因为大多数人（包括医疗工作者）都被"疼痛因组织损伤产生，然后被大脑察觉到"这一过时且完全不合理的疼痛观念洗了脑，而用现代疼痛观念——疼痛是大脑的产出，是我们的保护者和捍卫者，而不是组织损伤的信号——取代它，需要观念上的彻底转变，一场疼痛革命莫过于此。

用清晰好记、有证可考的方式传播疼痛的真相绝不容易，但已经有人做到了，为我们描画出更美的医学宏图。现代疼痛学的先锋作品之一是科普巨作兼同名课程《诠释疼痛》（*Explain Pain*），作者是澳大利亚疼痛学专家大卫·巴特勒和洛里默·莫斯里（同时二位也是卓越的疼痛科普者）。[28] 书中有许多别开生面的故事、比喻、新工具与新理论。比如，人们可以分别以"保护计"与"危险计"衡量自己身边的止痛诱因和疼痛诱因，前者是"我的安全"，后者则代表"我的危险"。这鼓励患者搜寻自己大脑认为安全的人与事。最关键的是，许多证据都表明这种做法是正确的，在该书出版不久后的一次实验中，持续性腰背疼患者被随机分为两个学习小组：一组是"诠释疼痛"小组，学习疼痛的现代知识；另一组则是传统的"腰背课堂"小组，学习脊椎解剖学、生理学和人体工程学。[29] 前者成员的疼痛很快就得到了舒缓，而后者成员的疼痛体验却变得让人更不愉快了。现代疼痛学让"诠释疼痛"小组相信，疼痛不一定指代组织损害，而"腰背课堂"小组只是学到了脊背的一个个名称，而这些部位正好是他们可能受伤的位置。

《诠释疼痛》近年来经过了多项随机对照实验的考验，这些实验的质量和结论有着细微的不同，但纵观整体我们能发现：这本书不仅促进了疼痛学知识的流通，减少了病人的恐惧心理，提高了他们参与康复训练的频率，还在实际上减轻了疼痛。[30,31]不得不提的是，上述影响具有可持续性，一项以一年追踪实验为基础的研究总结道："掌握更多疼痛生理学知识对痛感的下降有着显著影响。"[32]这还只是疼痛教育单独一项的威力，如果患者能结合本章提到的其他疗法，最终止疼效果还可能更好。

《诠释疼痛》是为数不多的以实证为基的疼痛教育平台之一，如果持续性疼痛患者能够在手机上找到便捷可信的应用程序来帮助他们渡过难关，这将是一件十足的好事。引起我注意的程序之一叫作可医宝（Curable），这是由3名持续性疼痛病史接近10年并最终康复的人研发的应用，研发团队的顾问团中不乏资深疼痛学家，用户在这个平台可以学习疼痛科学知识，并认识一位帮助用户自我管理的虚拟教练。在接受采访的7000名用户中，68%的人都在使用该应用1个月后感受到了疼痛的消退。本书写作时，这项采访的方法和结果还未完全发布，所以我在此不能过早给出乐观的结论，但希望它及类似的应用都能帮助人们自主管理疼痛、减缓疼痛，让大家过上充实的生活。

教育不只应该面向患者——有件事你知道了可能会惊掉下巴，绝大多数的医生都没有真正领略疼痛的本质，我原先也是这样。虽然疼痛的真相已被部分人掌握，但目前我们还缺少一个完整解释该本质的理论体系。西方的医药知识就像一个井井有条地贮存着个体疾病信息的仓库，病人们要看不同的身体部位就要找对应的部位专家，最割裂的地方是，患者的身体和精神通常要在不同的医院得到治疗。医学院只注重疼痛的生物医学模型，但疼痛中强大的认知、心理和社会影响却只被当成一个符号，最多被顺便提一嘴。医学生很关心疼痛症患者，但长期疼痛对他们而言是疼痛最棘手的一部分。[33]他们了解疼痛机制，也通常清楚怎样在医院妥善处理急性疼痛，但却没有学会这和持续性疼痛之间的联系。大部分医生都喜欢面诊那些症状有趣且有迹可循的、可以被他们理解的疾病，然后对症下药，让病人肉眼可见地好转，这样就结束了。但持续性疼痛像是没有章法，它太复杂又太人性化。

如果医疗机构不去接受疼痛的真相，它们就永远不可能看到将其治愈的可能。更糟的是，"疼痛是因为体内存在不明组织损伤"这种吓人的偏见可能是在不明智地加剧患者的疼痛。医疗行业的壁垒、制药业的势力、对疼痛的误解这三座大山将我们逼入了如今的境地：大部分患者都指望药片或者组织手术能治好他们的持续性疼痛，而对大多数人而言，它们只能带来无助和绝望。然而我们的确有更好的办法，如果能学习和传授疼痛的本质，我们就能控制局势、激励他人和治愈他人。就像大多科学革命一样，知识体系的改变绝非一日就能完成，就好像要改变河流的走向一样，但我们终究要这么做，一次改变一点点也好。

迪帕克·拉文德兰就是其中一位正在推动改变的疼痛专家，我曾与他对过话。迪帕克是英国雷丁的皇家伯克郡医院的麻醉和疼痛医学顾问，他在疼痛管理领域有20多年的经验，在止痛药方面有着渊博的学识，在注射和神经传导阻滞手术方面有着很强的实践技能。他原本是疼痛生物医学学派的一分子，但被证据折服的他加入了疼痛学的革命："包括医生在内，几代人从小学到的都是"疼痛是受伤的信号"。多数人都相信自己的受伤原因总能被扫描仪识别，需要做的只是阻断这一组织的传导，将其切除或者麻痹它就好。我学习的时候，大家普遍认为阿片是有效安全的药物，但2014年前后，人们越来越发现事实并非完全如此。当我研究自己的临床证据和经验时，我发现，药物疗法只能说有30%的效用——只在30%的时间对大约30%的慢性疼痛患者有效。与此同时，我还看到了一些令人信服的证据，证明许多旨在缓解疼痛的肩关节镜检查、颈关节突关节注射等手术并不比安慰剂更有用……身为疼痛科医生的我感到了自己的渺小，我们必须放弃把疼痛等同于受伤症状的纯生物医学模型，转而将疼痛视为一个保护性机制，这是更全面的理解。"不过，拉文德兰并没有从此停用药物和干预性手术，因为"我们需要将疼痛和伤害性感受（危险探测）区分开来，如果有证据表明，疼痛是受伤的身体部位传来的伤害性感受，传统的方法还是很合适。否则，我们就需要从更广的角度看待疼痛"。

拉文德兰医生发现了疼痛的本质及其对治愈疼痛的意义，这让他成了一位激情澎湃的疼痛科普学者。2021年，在他的新书《了无痛苦的思维》（The Pain-Free Mindset）中，他着手于向持续性疼痛患者解释疼痛现象，并基于疼痛保卫者的角色展开谈了七大可以止痛的领域。这和标题中的"思维"（MINDSET）一词完美对应，M是"药物"（Medicine），I是"干预性手术"（Interventions），都是医学中传统的止痛手法。他清楚，虽然对大部分现有病例没有太大帮助，这些传统方法还是对某些人有用，也可以用作辅助治疗。他也相信，对不了解疼痛、不知如何控制自己健康的消极患者来说，这些干预是没有用的。所以字母N代表"神经科学教育"（Neuroscience education）。接下来的D代表饮食（Diet），S代表睡眠（Sleep），E代表锻炼（Exercise），这三个区块都探索了经过实证可以镇静炎症、令大脑安定的止痛途径。最后的T则代表"身心疗法"（Therapies of mind and body），主要提及了认知疗法和一个常被传统疼痛医学轻视的方面：创伤。在一次对自己医疗实践的审查中，拉文德兰医生发现自己40%的病人都在童年经历过巨大逆境，对其中很多人来说，不解决创伤带来的大脑变化，就无法根除他们的疼痛。

拉文德兰医生的作品不断回应着本章的主题，他明白疼痛是私人的，所以疗法也必须个性化。痛觉想要保护整个人体，那么要想减少疼痛、让大脑感到安全，我们需要考虑人类体验的方方面面。斯坦福大学的疼痛专家肖恩·C.麦基总结得很好："慢性疼痛不只是身体的事，也不只是大脑的事，它关乎一切。请以一切为目标，夺回你自己的生活。"[34]

治疗疼痛没有捷径可走，通往治愈山峰的小径总是那样狭窄、曲折和陡峭。你自然会遇上风暴，偶尔也会搞错方向，但证据显示，只要持之以恒，心怀希望，这就是值得一走的一条路。让我们友善对待自己的大脑与身体，在学习中获得主动权。疼痛的现代理解告诉我们，不要把疼痛当成人的标签，也不要把人当成只是由受体和神经组成的无生命体，而是将人当作人本身。理解疼痛就是理解自身，希望至此你对疼痛的兴趣已经被点燃，那就读更多的书、传播疼痛的真相吧。最重要的是，请抬起头，永不停止展望。

致谢

《疼痛的真相》是一本写给所有人的书，我衷心希望，它能为广大持续性疼痛患者尽一份绵薄之力，为他们说句公道话。他们当中有些人曾被医务人员忽视，许多人被告知他们的痛苦都是自己想象出来的。持续性疼痛患者都挺不容易的。如果说本书能做到什么，我最希望的，莫过于能让持续性疼痛的严峻性得到个体和社会的更多关注。作为医生或采访者，我遇见了许多持续性疼痛患者，如果没有与他们的沟通，我就不可能完成本书的创作。只有一小部分人的真名，比如伊万，能出现在书中，大多数人选择使用化名，请你们收下我的诚挚谢意。

我还要对那些将一生都奉献给理解疼痛、缓解疼痛的伟大科学家与医生表达感激。共计1000多名研究者为本书提供了近400条参考文献，而他们只是众多敢于打破常规的学者之中极小的一部分，正是这些人为疼痛提供了一份现代的理解。

感谢优秀的编辑安德丽雅·亨利，还有出版团队中的其他成员：汤姆·希尔、凯特·萨玛诺、菲尔·罗德·艾利克斯·纽比和理查德·谢勒。

感谢我的代理人查理·维尼，他很有远见，预测疼痛将成为一个引人入胜的话题。

感谢我的导师们：凯特·托马斯、科林·图布朗、玛格丽塔·德·格拉齐亚、戴维兹·罗伊德、马大青、格林汉姆·奥格、奥尔加·萨塔露、凯特·迪恩、贝琳达·雷诺克斯以及约翰·比勒，是你们激发了我对写作、科学和人类的热情。

感谢那些愿意抽出自己的时间与精力来参与本书采访的人：乔·卡梅隆、坎迪斯、贝斯坦·科克希尔、迪帕克·拉文德兰、乔尔·萨利纳斯、詹姆斯·罗宾森、保尔·希尔德、德尼·格尔苏、提姆·凯勒、伊思沙·伊克巴尔，还有所有匿名的帮助人士。

感谢我的父母罗伯与哈娜，你们激励了我写作，鼓舞我追求一份关爱人类的工作；感谢我的弟弟，你为我的写作提供了丰富的疼痛素材。

感谢我的妻子哈娜，你是我的智者，是我有困难时会咨询的人，没有你我无法完成这本书。

最后，感谢你，我的读者，谢谢你愿意阅读此书，我希望它能完全改变你对疼痛的看法，如果不能，也至少能让你对疼痛更加了解。请不要停下好奇求知的心，向这个世界传播知识。理解疼痛，是打开治愈之门的钥匙。

术语表

接受与承诺疗法

一种心理干预，其本质在于让患者学会接受某些痛苦的事件，而不用勉强自己抗拒它。该疗法将患者对疼痛的接受度提高到一定节点，帮助患者改变对疼痛的态度，重新评估自己的生活目标与价值观。某种程度上，该疗法无法直接减轻疼痛的症状，对疼痛的缓解属于其连带效果。

急性疼痛

通常是由某种刺激引起的短期疼痛，碰到了装着沸水的水壶或者不小心踩到了地毯上的积木都会引起急性疼痛。而在刺激造成了实际伤情的情况下，急性疼痛会随着伤口的愈合而消失。

痛觉超敏

人因通常不足以激发痛觉的刺激而感到疼痛的现象被称为痛觉超敏，通常是由于身体在事发前就已存在损伤或发炎症状（详见"炎症"），想象晒伤后穿衣服的情景能帮助你更好地理解该现象。

杏仁体

该词源自拉丁语，指位于人脑颞叶深面的一个状似杏仁的结构，人的左右半脑都各有一个杏仁体，它们在加工恐惧情绪和威胁刺激中发挥着关键的作用，可以触发战逃反应。

内源性大麻素

人体生成的一种分子，可以激活大脑中的大麻素受体（详见"大麻素"），产生愉悦、缓解疼痛。"ananda"一词在梵文中意为"祝福"。

快感缺失

出现快感缺失症状的人对进食、性行为等愉悦性刺激的欲望会下降，从中获取的乐趣也不复从前，这是抑郁症的常见症状。

前扣带皮层

人脑中一个飞镖形状的区域，约位于"情感区"和"认知区"之间。前扣带皮层感知疼痛的意味，而非疼痛的强度和定位，它发挥着许多功能，其中之一是评估和整合疼痛的生理、情感与社会性因素。我们会因为他人的言行而心碎，也会因被孤立而感到疼痛，就是因为前扣带皮层在大显身手。

轴突

自神经元发出的一条突起，本质上可以看作人脑与神经系统的主电缆。

基底核

大脑深部一组具有多重功能的结构群，身体移动和情感功能都在其职责范围内。

贝叶斯定理

由18世纪的英国长老会牧师托马斯·贝叶斯提出，完整公式为 $P(A|B)=P(A)P(B|A)/P(B)$。该定理利用过去事件的结果来计算未来某件事发生的可能。它能让我们基于实时信息更新对未来的预测。直到贝叶斯本人离世，他介

绍该定理的论文才得以出版。

生物—心理—社会模式

由美国医生乔治·恩格尔提出。该模式阐释了疾病（或健康）并不单纯是生物因素引起的，心理和社会因素也会对其产生深刻影响。

C纤维

一种缺乏绝缘脂肪组织髓鞘（详见"髓鞘"）的神经纤维，因此它传递神经冲动的速度比其他神经慢。

大麻素

大麻植物中的化合物，共有100多种，有很多都对人体有多种影响，如振奋心情、改善胃口。大麻素可以从植物中提取，也可以人工合成，人体甚至能产生内源性大麻素。

辣椒素

辣椒中的活跃化学分子。辣椒素能够激活我们口中与皮肤中探测热源刺激的受体，让大脑误以为人体正在燃烧，就算外界温度没有上升。

马尾神经综合征

该综合征名称取自拉丁语中的"马尾"一词，马尾神经位于脊髓的下端，就像马的尾巴一样。该部位的损伤会带来严重的背疼、鞍区麻木、坐骨神经痛、失禁与性功能障碍。马尾神经综合征是需要通过减压手术治疗的突发性病症。

中枢神经系统

即人的大脑和脊髓。

中枢敏化

指大脑和脊髓对危险信号的反应变得更为激烈。中枢敏化让身体对危险信号更加敏感，甚至对不常引发疼痛的刺激感到疼痛，这很可能是让急性疼痛转变为慢性疼痛的主要机制。

慢性疼痛

即长期疼痛，其定义众说纷纭：有人认为持续超过3个月的疼痛是慢性疼痛，也有人认为伤情康复后仍产生痛觉是慢性疼痛。它也被称为"持续性疼痛"，笔者更倾向于使用这一说法（详见"持续性疼痛"）。

认知行为疗法

一种意在让患者学会改变自己负面言行的心理疗法。

认知功能疗法

一种将身心视为一体的疗法，通过科普疼痛知识、倡导运动和改变生活方式，帮助患者重构自身思维与疼痛认知。

复杂性区域疼痛综合征

病如其名，这是一种复杂却鲜为人了解的严重疼痛症，通常只发作于四肢之一。强有力的研究证据表明这是由炎症与中枢敏化引起的综合征（详见"炎症"与"中枢敏化"）。

先天性痛觉缺失

导致个体无法感知疼痛的罕见遗传疾病，也被称作"先天性无痛症"，其中一个原因是基因变异者的神经无法向大脑传递危险信号。

新型冠状病毒肺炎

简称新冠肺炎。于2019年发现，是由严重急性呼吸综合征冠状病毒2型（SARS-CoV-2）引发的流行病，病毒名称中的数字"2"将其与21世纪初的非典型冠状病毒区分开来。新冠肺炎已经导致了成百上千万人死亡，全球发展也因此陷入停滞。

板球

读者朋友们大概已经清楚，笔者不擅长这项运动，不过一位打板球的好友曾向我提供了一份"经典"的板球规则解释："一共有两队，一队是攻球方，一队是防守方，攻球方的球员到外场，内场的队员出局时下一位击球手才能来到内场。当攻球方的队员全部出局时，原先的防守方就成了攻球方，而原先的攻球方就变成了防守方，并且要尽力使刚刚转换成攻球方的这支队伍出局。转换攻守角色前有些击球手并不一定已出局，所有人，包括没有出局的人，都在内场和外场待过一遍，游戏才能结束。这样说很清楚对吧？——很好。"

损伤相关分子模式

身体在组织损伤后释放出的分子，可以被免疫细胞识别并激活免疫系统（详见"免疫系统"）。受损细胞或死细胞释放出的蛋白质也属于这类分子。

脑深部电刺激术

将电极植入特定脑区域、释放电刺激的神经手术治疗，其中作为"大脑起搏器"的电极可以调节失常的大脑脉冲。

默认模式网络

人休息时更活跃、参与活动时更平静的一块大脑区域，通常参与回忆、想象与规划未来的大脑活动。

树突

状似树梢的神经，是接收其他神经元的信息输入并传至细胞体的结构。正如其词源——希腊语中"树"的单词所暗示的那样，通常一个细胞体会发散出多个树突。

多巴胺

从移动到获得激励，大脑的多种反应都少不了多巴胺这个化学信使的参与。比较常见的误解是多巴胺负责让人感受到奖赏带来的愉悦，事实上它在激励我们首先追求奖赏方面发挥了更多作用。

脑电图

将电极覆盖在受试者的头皮上以观察其大脑中电流的变化，是一种非侵入式的脑电活动记录方式。脑电图在癫痫诊断中的应用十分闻名，但它在其他研究和临床实践中也妙用多多。

同理心

同理心有许多诠释，也有许多分支，但大体上，它指能感受、理解他人经历的能力。

情绪意识与表达疗法

这是一种注重情感与创伤的对话疗法，目的在于让患者认识到情感对能加强疼痛的大脑通路起着重要影响，特别是与创伤和当前生活矛盾相关的疼痛。该疗法鼓励患者表达自己的全部正、负面情感，并慢慢调节心理，使自己强大起来解决问题。

内分泌系统

与荷尔蒙与分泌荷尔蒙的腺体相关的系统。人们较熟悉的内分泌荷尔蒙包括皮质醇、雌激素和睾丸素。

内源性

内源性物质是我们人体自身可以生成的物质，比如内啡肽就属于内源性阿片的一种（详见"阿片"）。

内嗅皮层

人脑颞叶的一小块区域，最为人知的功能是形成记忆。在人体疼痛的情形中，内嗅皮层则是一个解读环境中潜在危险、提升焦虑值的角色，所以会增强痛感。这可能是为了让身体做好准备，以应对可能出现的最坏结果。

眼动脱敏与再加工治疗

虽然原理还不明确，但该疗法对创伤经历者常常见效，治疗过程是让被治疗者在回想创伤经历时同时进行双边刺激任务（如转动眼球）。解释之一是，被治疗者在这种情况下不能重拾创伤经历的全部细节，因此对其情感反应也会降低。慢慢地，创伤记忆就会被二次加工，使得受害者自己对其脱敏。

FAAH

脂肪酸酰胺水解酶，一种分解大麻素、降低内源性大麻素含量的蛋白质（详见"大麻素""内源性大麻素"）。

芬太尼

一种用于止痛与无痛症的强效人造阿片物质（详见"阿片"）。芬太尼价格低廉，往往比吗啡药效强百倍，所以目前成了常见的消遣性毒品，致命性极强。

纤维肌痛

症状是大范围、持续性疼痛，伴随疲乏与记忆问题。遗憾的是，人类目前对其生物机制还不够了解，但我们正在努力开展研究。较强的可能性是患者的疼痛加工机制出现了故障（详见"中枢敏化"），近来也有证据显示，免疫系统的问题也可能有部分责任（详见"免疫系统"）。

功能性磁共振成像

这是一种检测大脑血液流动变化的脑成像技术，这些变化暗示，需要增加血液进行活动的大脑区域实际上需要更多能量，所以该区域会变得更加活跃。"功能性"意为该技术能观察到大脑功能的变化，而非停留于表面的大脑结构。

门控理论

帕特里克·沃尔与罗纳德·梅尔扎克于1965年共同提出的理论，基本内容是脊髓中有一道由中间神经元构成的"门"，这道"门"能决定危险信号是否能从周围神经系统传送至脑部。虽然以最新的知识来看，门控理论过于简单化了，但它为现代疼痛科学的发展铺平了道路。

痛风

一种关节炎疾病，尤其危害大脚趾末端的跖趾关节，它是由血液中高水平的尿酸引起的，尿酸会形成使关节发炎的晶体。痛风又称"国王病"，因为过量进食和酗酒的老年男性普遍有这种病。虽然进食和饮酒都能增加痛风概率，但饮食只是小部分病例中的病因，遗传因素、医疗条件和药物不当也是痛风的几大诱因。

社区医生

英国的社区医生可为社区成员治疗不同方面的小疾病。

分级运动想象法

一项针对持续性疼痛的康复项目，旨在用不触发痛觉保护机制的方式慢慢激活控制人体运动的脑部区域。该项目总共分为三阶段：第一阶段是患者需要确定图片中展示的肢体是左边的还是右边的；第二阶段是患者要想象图片中的肢体在移动；第三阶段是"镜像疗法"，患者将看见自己健康肢体移动的镜像画面，感觉好像是另一侧的疼痛肢体在运动。

组胺

一种身材小小、能量大大的化合物。由免疫系统的肥大细胞释放（详见"免疫系统"和"肥大细胞"），能引发一连串过敏和炎症症状（详见"炎症"），如皮肤瘙痒、红肿、发热，偶尔会造成血压降低、打喷嚏、鼻腔分泌物增多。

顺势疗法

遵循"以毒攻毒"原则的一种非主流疗法，顺势疗法的主张者认为，将造成某疾病的物质稀释到极淡后给病人使用，就能治愈疾病。临床实验表明，顺势疗法的疗效和安慰剂相差无几（详见"安慰剂"），医疗界大多认为该疗法不具科学依据。

痛觉过敏

指人体对疼痛刺激比正常情况下更敏感。该症状原因可能有多种，如神经损伤、炎症，甚至是阿片物质的使用（详见"炎症"和"阿片"）。痛觉过敏和痛觉超敏是两种现象，后者指人体因无害刺激产生痛觉（详见"痛觉超敏"）。

催眠

当人处于催眠状态时，其意识会被有意引导集中至某一点上，因此这时的被催眠者会更加积极地响应听到的建议。

催眠疗法

结合催眠的治疗方法。

下丘脑

人脑中的一小块区域，连接着神经系统和内分泌系统（详见"内分泌系统"），控制饥饿、睡眠、体温等人体功能。

国际疾病分类

世界卫生组织发布的一份疾病清单，用于规范疾病诊断。

免疫系统

身体自我保护机制之一，免疫系统是由分子、细胞与活动构成的美丽而又复杂的网络，可以保护身体不受外界因素危害，比如各种病原体、癌细胞以及会造成皮外伤的各种物体。

额叶下回

布罗卡氏中枢的所在地，是一个对语言处理和产生至关重要的区域，越来越多的证据显示它也参与了疼痛的情感加工。

炎症

身体各部门对细菌、骨折等外部威胁的联合反应。炎症主要能防止伤情扩大，开启组织自愈的过程。

脑岛

大脑深处一块功能繁多的区域，比如生成恐惧、憎恶等一系列情绪，并让人将其与疼痛联想在一起。

内囊

内囊中的神经纤维连接大脑皮层与其他脑部结构，是脑内的一大"交通要道"。

国际疼痛研究协会

全球第一大疼痛研究协会，成员涵盖了医生、科学家与医疗立法者。

肠易激综合征

一种以反复或持续性腹痛为特征并伴有排便变化（便秘和/或腹泻，以及大便频率和外观变化）的病症。潜在病因有很多种，其中最重要的因素之一是心理压力。当前证据显示，肠脑轴功能紊乱是肠易激综合征的主要成因，肠脑轴是连接大脑与肠道（及其数万亿微生物）的信号系统。

KCNG4

控制钾离子通道 Kv6.4 的基因。

$K_v6.4$

一条基因通道（严格来说，它属于亚基），调控伤害感受器细胞膜上的钾离子通过量，这使神经冲动能够将危险信号从受伤部位传送到大脑。

麻风病

由麻风杆菌感染形成的慢性感染疾病。大众常认为该病会导致手指与四肢坏死，但实际上，侵入人体后，麻风杆菌会寻找体温较低的边缘处生存，侵占皮肤神经，因此神经受损的患者首先会无法感受温度，然后失去触觉，之后是痛觉。失去了痛觉的警告，患者的皮肤经常会被割伤和烫伤，由此产生的炎症（患者一般也留意不到）通常会对手指、脚趾、面部等部位造成永久损伤。

左旋多巴

一种分解后会产生多巴胺（详见"多巴胺"）的分子。由于多巴胺无法穿过血管到达脑部，人类本身不能直接使用多巴胺药物，而是使用左旋多巴来增加大脑中的多巴胺含量。

利多卡因

也称利诺卡因，一种常用于牙科、小手术以及有轻微不适感的医疗诊治过程的局部麻醉剂。它能暂时阻塞伤害感受器的钠离子通道（详见"伤害感受器"），从而抑制危险信号的生成。

肥大细胞

我喜欢把肥大细胞比作免疫组织中的地雷。人体大部分与外界有接触的组织，如皮肤、肠道、肺部，都含有肥大细胞。当它们被病原体或过敏原激活时，它们会释放出一种由组胺（详见"组胺"）与促炎分子组成的强效混合物，使人的伤口处肿胀、疼痛、瘙痒。

正念减压疗法

一门包含冥想、瑜伽与身体意识的课程，意在提升参与者的情绪调节和减压能力。

镜像联觉

拥有镜像联觉的人在看见他人被触摸时，自己的身体也能产生同样的感官体验，有的人感觉到触摸的地方和被观看者的身体是同一侧，有的则在相反一侧（详见"联觉"）。

吗啡

从罂粟中提取的天然阿片（详见"阿片"），通过作用于阿片受体来止痛。

磁共振成像

磁共振成像是一种近乎奇迹的身体成像手段。带正电的质子是原子的构成要素，而原子又构成了我们的人体和宇宙万物。磁共振成像仪本质上就是一块巨大的磁铁，可以让人体内的质子与其磁场方向对齐，同时成像仪还会释放无线电脉冲，打乱磁场中的质子，脉冲停止时，质子又会恢复原状，放射出能被成像仪勘测到的电磁能量，为我们提供身体内部不同组织的详细成像图。可以让我们观察身体组织与功能的磁共振成像仪有很多种不同的类型，功能性磁共振成像仪就是其一（详见"功能性磁共振成像仪"）。

髓鞘质

包裹在多数神经纤维外部的脂质，具有绝缘的功能，还能加快神经冲动的发射。

纳洛酮

一种用于阻断或逆转阿片（详见"阿片"）效果的药物，最常用于缓解阿片过量。

英国国家健康与临床卓越研究所

为临床医学、药物研发与医疗技术提供指导的英国国家机构。

$Na_v1.7/Na_v1.9$

伤害感受器（详见"伤害感受器"）细胞外的钠离子通道，可以激活伤害感受器、创造发送至脑部的神经冲动（危险信号）。钠离子通道将正电荷的钠离子放行进神经，电荷的快速变化便激起神经冲动。"Na"是钠离子的原子符号，"v"代表了神经元细胞膜内外的电压变化，"1.7""1.9"单纯表示这是人类发现的第七或第九条钠离子通道。

神经元

即神经细胞。由细胞体（包含细胞DNA的能量生成器）、树突（详见"树突"）与轴突（详见"轴突"）组成。

神经可塑性

神经网络自我调节与进化的超强能力。最早的科学家认为只有儿童的神经具有可塑性，因为童年是学习密集的时期。但现在的证据显示，人脑在一生中都有非凡的灵活度与可塑性。

神经签名

疼痛是由同时涉及多个大脑区域的活动模式产生的输出，人脑中并没有特定的痛觉"通路"或"中心"。这种各区域一起运转产生痛觉的模式被称为疼痛神经签名，每种疼痛体验对应的活动模式都是独一无二的。

神经递质

一种将信号在神经间传递的化学物质，最有名的包括多巴胺（详见"多巴胺"）与血清素，但神经递质至少还有200种。

NHS

由英国政府出资的国家医疗服务体系，在英格兰、威尔士、苏格兰和北爱尔兰有着各自独立运行的分支。该体系成立于1948年，主张医疗免费——目前的大多数医疗服务仍然是免费的。

反安慰剂效应

指对药物或治疗的负面预期降低了原本有效疗法的效果。

伤害性感受

指人体探测到危险或有害刺激的过程。它并不等于疼痛！伤害性感受并不是疼痛的充分和必要条件。

伤害感受器

也称"危险接收器"。伤害感受器能够检测到由温度型、机械型、化学型有害刺激（详见"有害刺激"）造成的损伤与危险。其英文名称来源于拉丁语中的"伤害"（nocere）一词。

有害刺激

一切对身体的危险（或潜在危险）刺激，分为温度型（滚烫的沸水）、机械型（有力的一拳）及化学型（腐蚀酸）。

伏隔核

大脑奖赏回路中的一小块区域，最为人知的功能是激励和促使人追求愉悦和奖赏。

公开安慰剂

患者本人知道没有实际作用的无效药物（详见"安慰剂"）。

阿片

作用于人体阿片受体的物质，有止痛效果。阿片可以从罂粟中天然提取，如吗啡（详见"吗啡"）与可待因，也称为鸦片制剂。人工合成的阿片物质有芬太尼（详见"芬太尼"）。人体也能自主产生阿片（详见"内啡肽"）。

眶额叶皮层

位于眼眶上方、前额叶皮层内部（详见"前额叶皮层"），其功能包括决策及衡量不同选择的相对价值。

疼痛

这可是个大话题！我最喜欢的对疼痛的诠释之一是，疼痛是催促人体自我保护的糟糕感受。不过一切定义都不应该离开一条核心原则：疼痛是保卫者，而非组织损伤的检测者。人们就疼痛的定义争执不下，但科学界大致都认同的说法是国际疼痛研究协会（详见"国际疼痛研究协会"）2020年出台的定义："疼痛是一种不愉快的感觉与情感体验，与实际或潜在的组织损伤相关或类似。"

示痛不能

一种稀有病症，患者能够体验和识别疼痛，但不会厌恶疼痛或感到不愉快。

阵发性剧痛紊乱症

一种先天的偶发性持续疼痛，通常表现为直肠痛，但全身都会产生痛觉。它由SCN9A基因的变异引起，该基因能影响$Na_v1.7$钠离子通道（详见"$Na_v1.7/Na_v1.9$"），让危险信号更容易向大脑输送。

病原体相关分子模式

存在于病原微生物群中、能被免疫系统识别的分子（详见"免疫系统"）。

模式识别受体

免疫细胞中能识别病原体相关分子模式（详见上）的受体。

脑灰质

脑干中的一小块区域，在抑制来自身体的伤害性信号方面起重要作用，是危险信号到达大脑、被转换为痛觉前要经过的最后一道"大门"。

周围神经系统

周围神经系统包括除中枢神经系统（大脑和脊髓，详见"中枢神经系统"）以外的一切神经纤维。

外周敏化

指对神经刺激的敏感性加强。具体到疼痛中，该情况常常发生在组织损伤之后，比如人为了避免受伤的脚踝承受过多重量而疼痛，会跛脚走路。

持续性疼痛

治愈时间超过预期的疼痛，不同伤病治愈的预期时长不一，但大体上，普通伤口在3个月内都应该愈合。

安慰剂

看起来是医学措施但实际上无效的治疗，比如小糖片。

安慰剂效应

更准确地说，安慰剂效应其实是"预期效应"，是由大脑对治疗的态度造成的。如果患者在治疗前阅读了疗法的相关原理，或者遇上了一位自信满满的医生，他的大脑会更加相信自己的疼痛能被减轻，就会生成缓解疼痛的化学物质（详见"安慰剂"）。

安慰组基因

人体中能够影响安慰剂效应强弱的基因组（详见"安慰剂"）。

正子断层扫描

运用放射性示踪物检测大脑氧化程度与葡萄糖消耗量的成像技术，它能显示大脑活跃的区域。

创伤后应激障碍

人经历创伤后产生的一种焦虑失调，常见症状有陷入回忆、做噩梦、过度警惕、负面情绪增长、回避。

预测加工理论

该理论主张，大脑总是在根据外界情况调整自己的想法，因此人脑具备预判未来的能力，而任何涌入的新信息或与之前判断相矛盾的信息都会导致大脑更新它的预判。

前额叶皮层

人头骨前面的一大块大脑区域，它有许多功能，最出名的功能是"执行功能"，包括决策制定、自我控制、短期记忆以及集中注意力。

红斑性肢痛症

一种导致阵发性灼痛的先天性疾病，常见于手脚。该病症是由SCN9A基因变异引起的，会影响$Na_v1.7$钠离子通道（详见"$Na_v1.7/Na_v1.9$"），让危险信号更容易向大脑输送。

随机对照实验

医学中的随机对照实验会设置人数大致相同的几组受试者，受试者随机分到不同实验条件的组内。一组使用需要检测效果的新药物或疗法，一组则使用

"对照"疗法，即使用安慰剂（详见"安慰剂"）或其他普通疗法。如果该实验是双盲实验，那么临床医生或研究人员也和受试者一样，事先并不知道每一组使用的是哪种疗法。

类风湿关节炎

一种自身免疫性疾病（身体的免疫系统开始攻击自己的组织，详见"免疫系统"），主要发病的部位是细小关节，尤其是手腕、手。

SCN9A

一条控制$Na_v1.7$钠离子通道（详见"$Na_v1.7/Na_v1.9$"）的基因。

躯体感觉皮层

大脑的一块区域，位于大脑顶叶的中央后回，主要负责加工触觉、平衡、温度与疼痛，我们大脑的身体地图也储存在这里。

联觉

指某种感官刺激能自动引发另一感官的感受，比如在看到或想到某个数字时能感知到特定的颜色（详见"镜像联觉"）。

突触

两个神经元之间的微小间隙，神经元之间通过突触传递信号（详见"神经递质"）。

丘脑

位于大脑底部较深处的中转站，除了嗅觉外的所有感官信息都必须先经过丘脑再被分派到相应的大脑区域进行处理。

经颅直流电刺激

将电极贴在头皮上用弱电流激活大脑特定区域的过程。

经皮神经电刺激

通过连接到电池供电设备（称为TENS机器）的电极经皮肤输出低频脉冲电流的过程。尽管有人非常信任该疗法，但医学研究上对其效果还没有定论。

功利主义

总体上，功利主义这种伦理理论主张人们必须采取行动为最多的人带来最大的愉悦和幸福。

腹侧苍白球

大脑基底核（详见"基底核"）内的一个小结构，是奖赏回路中不可或缺的一部分，人的激励和上瘾现象与该部位息息相关。

ZFHX2

全称"锌手指同位序列2"。这是一条名字奇怪、鲜为人知的基因，调控着基因的读取。2018年，科学家们在托斯卡纳马西里家族的成员（他们的疼痛阈值都高得出名）身上发现该基因发生了变异，这很可能为将来的止痛药研发揭开了新前景。

译名对照表

人名

阿克斯布里奇伯爵 Lord Uxbridge

埃尔文·史丹格 Erwin Stengel

艾琳·特雷西 Irene Tracey

安德烈·马查多 Andre Machado

安托万·拉瓦锡 Antoine Lavoisier

巴塞尔·范德考克 Bessel van der Kolk

保尔·希尔德 Paul Schilder

保罗·布兰德 Paul Brand

保罗·罗津 Paul Rozin

保罗·西蒙 Paul Simon

保罗·伊万斯 Paul Evans

鲍勃·马利 Bob Marley

贝斯坦·科克希尔 Betsan Corkhill

伯纳德·图尔斯基 Bernard Tursky

布琳·布朗 Brené Brown

查尔斯·斯科特·谢灵顿 Charles Scott
　　Sherrington

大卫·巴特勒 David Butler

大卫·施皮格尔 David Spiegel

丹·摩尔曼 Dan Moerman

德尼·格尔苏 Deniz Gursul

迪帕克·拉文德兰 Deepak Ravindran

法兰克·佛杜锡克 Frank Vertosick

弗朗兹·麦斯麦 Franz Mesmer

盖伦 Galen

亨利·毕阙 Henry Beecher

亨利·麦奎 Henry McQuay

亨特·霍夫曼 Hunter Hoffman

霍尔 Hall

霍华德·菲尔兹 Howard Fields

霍华德·菲利普·洛夫克拉夫特 H. P.
　　Lovecraft

吉尔·胡利 Jill Hooley

吉尔·罗森 Jill Lawson

杰弗里·伍兹 Geoff Woods

杰弗雷·乔叟 Geoffrey Chaucer

杰弗里·莫吉尔 Jeffrey Mogil

杰里米·边沁 Jeremy Bentham

杰米·沃德 Jamie Ward

卡洛琳·克里亚多·佩雷兹 Caroline Criado
　　Perez

克利福德·沃尔夫 Clifford Woolf

209

肯尼斯·鲍尔斯 Kenneth Bowers

拉尔斯·马克里 Lars Muckli

理查德·史坦巴赫 Richard Sternbach

丽贝卡·斯莱特 Rebeccah Slater

卢克莱修 Lucretius

罗宾·邓巴 Robin Dunbar

罗伯特·萨波尔斯基 Robert Sapolsky

罗恩·亨默绍 Lone Hummelshoj

罗纳德·梅尔扎克 Ronald Melzack

洛里默·莫斯莱 Lorimer Moseley

马塞洛·贝提尔 Marcelo Berthier

马修·利伯曼 Matthew Lieberman

玛拉·戈登 Marla Golden

迈克·李 Michael Lee

迈克尔·班尼西 Michael Banissy

迈克尔·莫斯科维茨 Michael Moskowitz

米纳·西卡拉 Mina Cikara

纳尔逊上将 Admiral Nelson

娜奥米·艾森贝尔格 Naomi Eisenberger

诺曼·多伊奇 Norman Doidge

欧内斯特·西尔格德 Ernest Hilgard

帕特里克·沃尔 Patrick Wall

乔尔·萨利纳斯 Joel Salinas

乔治·凡·内斯·迪尔波温 George Van Ness
Dearborn

让-马丁·夏科 Jean-Martin Charcot

萨索费拉托 Sassoferrato

圣地亚哥·拉蒙-卡哈尔 Santiago Ramón y
Cajal

斯蒂芬·麦克马洪 Stephen McMahon

斯特莱德 Stride

苏菲·特拉华特 Sophie Trawalter

苏珊·菲斯克 Susan Fiske

泰德·卡普查克 Ted Kaptchuck

特里什·格林哈格 Trish Greenhalgh

提姆·凯勒 Tim Keller

托尔·瓦格 Tor Wager

王尔德·彭菲尔德 Wilder Penfield

维兰努亚·拉玛钱德朗 V. S. Ramachandran,

肖恩·C.麦基 Sean C. Mackey

谢尔盖·普罗科菲耶夫 Sergei Prokofiev

伊思沙·伊克巴尔 Ithsham Iqbal

约瑟夫·富兰克林 Joseph Franklin

詹姆斯·考克思 James Cox

詹姆斯·罗宾森 James Robinson

地名

巴利巴 Bariba

北安普顿 Northamptonshire

关塔那摩监狱 Guantanamo Bay

克利夫兰 Cleveland

斯特拉斯堡 Strasbourg

索萨利托 Sausalito

泰米尔纳德邦 Tamil Nadu

休斯敦 Huston

因弗内斯 Inverness

专有名词

艾奥瓦大学 University of Iowa

宾夕法尼亚大学 University of Pennsylvania

俄亥俄州立大学 Ohio State University

弗吉尼亚大学 University of Virginia

哥伦比亚大学 Columbia University

加州大学旧金山分校 University of California San Francisco

卡罗林斯卡学院 Karolinska Institutet

科罗拉多大学 University of Colorado

科罗拉多大学博尔德分校 University of Colorado Boulder

兰卡斯特大学 University of Lancaster

麦吉尔大学 McGill University

蒙特利尔大学 University of Montreal

南澳大学 University of South Australia

图尔库大学 University of Turku

威斯康星大学麦迪逊分校 University of Wisconsin–Madison

韦恩州立大学 Wayne State University

安进公司 Amgen

巴尔的摩金莺队 Baltimore Orioles

波士顿红袜队 Boston Red Sox

伯明翰伊丽莎白女王医院 Queen Elizabeth Hospital Birmingham

国际疾病分类 The International Classification of Diseases

国际疼痛研究协会 The International Association for the Study of Pain

国家儿童医学中心 Children's National Medical Center

皇家伯克郡医院 Royal Berkshire Hospital

皇家国防医学中心 Royal Centre for Defence Medicine

精神病学和行为科学系 Psychiatry and Behavioral Sciences

美国大学体育协会 National Collegiate Athletic Association

美国公共国家广播电台 America's National Public Radio

米德塞克斯医院 Middlesex Hospital

梅奥诊所 Mayo Clinic

纽约救世主长老教会 Redeemer Presbyterian Church in New York City

纽约洋基队 New York Yankees

欧盟人脑计划 EU's Human Brain Project

人机技术交互实验室 Human Interface Technology Lab (HITLab)

圣克鲁斯－德特内里费战役 Battle of Santa

Cruz de Tenerife

世界子宫内膜异位症学会 World Endome-
triosis Society

特种空勤团 Special Air Service Regiment

英国国家健康与临床卓越研究所 National
Institute for Health and Care Excellence

英国国家卫生与临床优化研究所 England's

National Institute for Health and Care
Excellence

英国国家医疗服务体系 NHS

英国皇家麻醉师学院疼痛医学系 the Royal
College of Anaesthetists' Faculty of Pain
Medicine

英国皇家医学学会 Royal Society of Medicine

参考文献

前言

[1] Edelstein, L., 'The Hippocratic Oath: Text, Translation and Interpretation', *Ancient Medicine: Selected Papers of Ludwig Edelstein*, eds. Temkin, R. and Lilian, C., Johns Hopkins University Press, 1967, pp. 1484–5.

序

[1] Manchikanti, L., Singh, V., Datta, S., Cohen, S. P. and Hirsch, J. A., 'Comprehensive review of epidemiology, scope, and impact of spinal pain', *Pain Physician*, 12(4), 2009, pp. E35–70.

[2] Jarvik, J. G. and Deyo, R. A., 'Diagnostic evaluation of low back pain with emphasis on imaging', *Annals of Internal Medicine*, 137(7), 2002, pp. 586–97.

[3] Vos, T., Abajobir, A. A., Abate, K. H. *et al.*, 'Global, regional, and national incidence, prevalence, and years lived with disability for 328 diseases and injuries for 195 countries, 1990–2016: a systematic analysis for the Global Burden of Disease Study 2016', *The Lancet*, 390(10100), 2017, pp. 1211–59.

1 人体防卫部

[1] Fisher, J. P., Hassan, D. T. and O'Connor, N., 'Minerva', *BMJ*, 310(70), 1995.

[2] Bayer, T. L., Baer, P. E. and Early, C., 'Situational and psychophysiological factors in psychologically induced pain', *Pain*, 44(1), 1991, pp. 45–50.

[3] Shakespeare, W., *The Merchant of Venice: Texts and Contexts*, ed. Kaplan, M. L., Palgrave Macmillan, 2002, pp. 25–120.

[4] Descartes, R., *Treatise of Man*, Harvard University Press, 1972.

[5] Sherrington, C., 'The integrative action of the nervous system', *Journal of Nervous and Mental Disease*, 34(12), 1907, p.801.

[6] Tewksbury, J. J. and Nabhan, G. P., 'Directed deterrence by capsaicin in chillies', *Nature*, 412(6845), 2001, pp. 403–4.

[7] Wall, P. D. and McMahon, S. B., 'The relationship of perceived pain to afferent nerve impulses', *Trends in Neurosciences*, 9(6), 1986, pp. 254–5.

[8] Melzack, R. and Wall, P. D., 'Pain mechanisms: a new theory', *Science*, 150(3699), 1965, pp. 971–9.

[9] Morton, D. L., Sandhu, J. S. and Jones, A. K., 'Brain imaging of pain: state of the art', *Journal of Pain Research*, 9, 2016, p.613.

[10] Raja, S. N., Carr, D. B., Cohen, M. *et al.*, 'The revised International Association for the Study of Pain definition of pain: concepts, challenges, and compromises', *Pain*, 161(9), pp. 1976–82.

[11] Ramachandran, V. S. and Blakeslee, S., *Phantoms in the Brain: Probing the Mysteries of the Human Mind*, William Morrow, 1998, p.224.

[12] Adelson, E. H., 'Checker shadow illusion', 1995.

[13] MacKay, D. M., 'The epistemological problem for automata', *Automata Studies*, 1956, pp. 235–52.

[14] Beecher, H. K., 'Relationship of significance of wound to pain experienced', *Journal of the American Medical Association*, 161(17), 1956, pp. 1609–13.

2 无痛五人组

[1] Knight, T., 'Bacon: The Slice of Life', *The Kitchen As Laboratory: Reflections on the Science of Food and Cooking*, Columbia University Press, 2012, pp. 73–82.

[2] Dearborn, G. V. N., 'A case of congenital general pure analgesia', *Journal of Nervous and Mental Disease*, 75, 1932, pp. 612–15.

[3] Cox J. J., Reimann, F., Nicholas, A. K. *et al.*, 'An SCN9A channelopathy causes congenital

inability to experience pain', *Nature*, 444(7121), 2006, pp. 894–8.

4 McDermott, L. A., Weir, G. A., Themistocleous, A. C. *et al.*, 'Defining the functional role of Na$_v$1.7 in human nociception', *Neuron*, 101(5), 2019, pp. 905–19.

5 Minett, M. S., Pereira, V., Sikandar, S. *et al.*, 'Endogenous opioids contribute to insensitivity to pain in humans and mice lacking sodium channel Na$_v$1.7', *Nature Communications*, 6(8967), 2015.

6 Fertleman, C. R., Baker, M .D., Parker, K. A. *et al.*, 'SCN9A mutations in paroxysmal extreme pain disorder: allelic variants underlie distinct channel defects and phenotypes', *Neuron*, 52(5), 2006, pp. 767–74.

7 Moyer, B. D., Murray, J. K., Ligutti, J. *et al.*, 'Pharmacological characterization of potent and selective Na$_v$1.7 inhibitors engineered from Chilobrachys jingzhao tarantula venom peptide JzTx–V', *PLOS ONE*, 13(5), 2018, p.e0196791.

8 Woods, C. G., Babiker, M. O. E., Horrocks, I., Tolmie, J. and Kurth, I., 'The phenotype of congenital insensitivity to pain due to the Na$_v$1.9 variant p.L811P', *European Journal of Human Genetics*, 23, 2015, pp. 561–3.

9 Habib, A. M., Matsuyama, A., Okorokov, A. L. *et al.*, 'A novel human pain insensitivity disorder caused by a point mutation in ZFHX2', *Brain*, 141(2), 2018, pp. 365–76.

10 Sasso, O., Pontis, S., Armirotti, A. *et al.*, 'Endogenous N–acyl taurines regulate skin wound healing', *Proceedings of the National Academy of Sciences*, 113(30), 2016, pp. E4397–406.

11 Bluett, R. J., Báldi, R., Haymer, A. *et al.*, 'Endocannabinoid signalling modulates susceptibility to traumatic stress exposure', *Nature Communications*, 8(14782), 2017, pp. 1–18.

12 Van Esbroeck, A. C., Janssen, A. P., Cognetta, A. B. *et al.*, 'Activity–based protein profiling reveals off–target proteins of the FAAH inhibitor BIA 10–2474', *Science*, 356(6342), 2017, pp. 1084–7.

13 Lee, M. C., Nahorski, M. S., Hockley, J. R. et al., 'Human labor pain is influenced by the voltage–gated potassium channel K$_v$6.4 subunit', *Cell Reports*, 32(3), 2020, p.107941.

14 Andresen, T., Lunden, D., Drewes, A. M. and Arendt–Nielsen, L., 'Pain sensitivity and

experimentally induced sensitisation in red haired females', *Scandinavian Journal of Pain*, 2(1), 2011, pp. 3–6.

[15] Wienemann, T., Chantelau, E. A. and Koller, A., 'Effect of painless diabetic neuropathy on pressure pain hypersensitivity (hyperalgesia) after acute foot trauma', *Diabetic Foot & Ankle*, 5(1), 2014, p.24926.

[16] Ndosi, M., Wright-Hughes, A., Brown, S. *et al.*, 'Prognosis of the infected diabetic foot ulcer: a 12-month prospective observational study', *Diabetic Medicine*, 35(1), 2018, pp. 78–88.

[17] Roglic, G., 'WHO Global report on diabetes: A summary', *International Journal of Noncommunicable Diseases*, 1(1), 2016, p.3.

[18] Pop-Busui, R., Lu, J., Lopes, N. and Jones, T. L., 'Prevalence of diabetic peripheral neuropathy and relation to glycemic control therapies at baseline in the BARI 2D cohort', *Journal of the Peripheral Nervous System*, 14(1), 2009, pp. 1–13.

[19] Narres M., Kvitkina, T., Claessen H. *et al.*, 'Incidence of lower extremity amputations in the diabetic compared with the non-diabetic population: A systematic review', *PLOS ONE*, 12(8), 2017, p.e0182081.

[20] Kerr, M., Barron, E., Chadwick, P. *et al.*, 'The cost of diabetic foot ulcers and amputations to the National Health Service in England', *Diabetic Medicine*, 36(8), 2019, pp. 995–1002.

[21] Schilder, P. and Stengel, E., 'Asymbolia for pain', *Archives of Neurology & Psychiatry*, 25(3), 1931, pp. 598–600.

[22] Berthier, M., Starkstein, S. and Leiguarda, R., 'Asymbolia for pain: a sensory-limbic disconnection syndrome', *Annals of Neurology: Official Journal of the American Neurological Association and the Child Neurology Society*, 24(1), 1988, pp. 41–9.

[23] Hagiwara, K., Garcia-Larrea, L., Tremblay, L. *et al.*, 'Pain behavior without pain sensation: an epileptic syndrome of "symbolism for pain"?', *Pain*, 161(3), 2020, pp. 502–8.

[24] Ploner, M., Freund, H. J. and Schnitzler, A., 'Pain affect without pain sensation in a patient with a postcentral lesion', *Pain*, 81(1–2), 1999, pp. 211–14.

3 你注意到我了吗?

[1] Hoffman, H. G., Chambers, G. T., Meyer III, W. J. *et al.*, 'Virtual reality as an adjunctive non-pharmacologic analgesic for acute burn pain during medical procedures', *Annals of Behavioral Medicine*, 41(2), pp. 183–91.

[2] Maani, C. V., Hoffman, H. G., Fowler, M. *et al.*, 'Combining ketamine and virtual reality pain control during severe burn wound care: one military and one civilian patient', *Pain Medicine*, 12(4), 2011, pp. 673–8.

[3] Mallari, B., Spaeth, E. K., Goh, H. and Boyd, B. S., 'Virtual reality as an analgesic for acute and chronic pain in adults: a systematic review and meta-analysis', *Journal of Pain Research*, 12, 2019, pp. 2053–85.

[4] 'Paget, Henry William, First Marquess of Anglesey (1768–1854), Army Officer and Politician', *Oxford Dictionary of National Biography*, Oxford University Press, 2004 (online edition).

[5] Titus Lucretius Carus, *Lucretius: The Nature of Things*, trans. Stallings, A. E., Penguin Classics, 2007.

[6] Hall, K. R. L. and Stride, E., 'The varying response to pain in psychiatric disorders: a study in abnormal psychology', *British Journal of Medical Psychology*, 27(1–2), 1954, pp. 48–60.

[7] Sprenger, C., Eippert, F., Finsterbusch, J., Bingel, U., Rose, M. and Büchel, C., 'Attention modulates spinal cord responses to pain', *Current Biology*, 22(11), 2012, pp. 1019–22.

[8] Herr, H. W., 'Franklin, Lavoisier, and Mesmer: origin of the controlled clinical trial', *Urologic Oncology: Seminars and Original Investigations*, 23(5), 2005, pp. 346–51.

[9] Flik, C. E., Laan, W., Zuithoff, N. P. *et al.*, 'Efficacy of individual and group hypnotherapy in irritable bowel syndrome (IMAGINE): a multicentre randomised controlled trial', *The Lancet Gastroenterology & Hepatology*, 4(1), 2019, pp. 20–31.

[10] Miller, V., Carruthers, H. R., Morris, J., Hasan, S. S., Archbold, S. and Whorwell, P. J., 'Hypnotherapy for irritable bowel syndrome: an audit of one thousand adult patients', *Alimentary Pharmacology & Therapeutics*, 41(9), 2015, pp. 844–55.

[11] McGlashan, T. H., Evans, F. J. and Orne, M. T., 'The nature of hypnotic analgesia and placebo

response to experimental pain', *Psychosomatic Medicine*, 31(3), 1969, pp. 227–46.

12 Hilgard, E. R., 'A neodissociation interpretation of pain reduction in hypnosis', *Psychological Review*, 80(5), 1973, pp. 396–411.

13 Kosslyn, S. M., Thompson, W. L., Costantini–Ferrando, M. F., Alpert, N. M. and Spiegel, D., 'Hypnotic visual illusion alters color processing in the brain', *American Journal of Psychiatry*, 157(8), 2000, pp. 1279–84.

14 Jiang, H., White, M. P., Greicius, M. D., Waelde, L. C. and Spiegel, D., 'Brain activity and functional connectivity associated with hypnosis', *Cerebral Cortex*, 27(8), 2017, pp. 4083–93.

15 Schulz–Stübner, S., Krings, T., Meister, I. G., Rex, S., Thron, A. and Rossaint, R., 'Clinical hypnosis modulates functional magnetic resonance imaging signal intensities and pain perception in a thermal stimulation paradigm', *Regional Anesthesia & Pain Medicine*, 29(6), 2004, pp. 549–56.

16 Rainville, P., Carrier, B., Hofbauer, R. K., Bushnell, M. C. and Duncan, G. H., 'Dissociation of sensory and affective dimensions of pain using hypnotic modulation', *Pain*, 82(2), 1999, pp. 159–71.

17 Flik, C. E., Laan, W., Zuithoff, N. P. *et al.*, 'Efficacy of individual and group hypnotherapy in irritable bowel syndrome (IMAGINE): a multicentre randomised controlled trial', *The Lancet Gastroenterology & Hepatology*, 4(1), 2019, pp. 20–31.

18 Butler, L. D., Koopman, C., Neri, E. *et al.*, 'Effects of supportive–expressive group therapy on pain in women with metastatic breast cancer', *Health Psychology*, 28(5), 2009, pp. 579–87.

19 Accardi, M. C. and Milling, L. S., 'The effectiveness of hypnosis for reducing procedure-related pain in children and adolescents: a comprehensive methodological review', *Journal of Behavioral Medicine*, 32(4), 2009, pp. 328–39.

20 Berlière, M., Roelants, F., Watremez *et al.*, 'The advantages of hypnosis intervention on breast cancer surgery and adjuvant therapy', *The Breast*, 37, 2018, pp. 114–118.

21 Lang, E. V., Berbaum, K. S., Faintuch, S. *et al.*, 'Adjunctive self–hypnotic relaxation for outpatient medical procedures: a prospective randomized trial with women undergoing large core

breast biopsy', *Pain*, 126(1–3), 2006, pp. 155–64.

22 Landolt, A. S. and Milling, L. S., 'The efficacy of hypnosis as an intervention for labor and delivery pain: a comprehensive methodological review', *Clinical Psychology Review*, 31(6), 2011, pp. 1022–31.

23 Vlieger, A. M., Rutten, J. M., Govers, A. M., Frankenhuis, C. and Benninga, M. A., 'Long–term follow–up of gut–directed hypnotherapy vs. standard care in children with functional abdominal pain or irritable bowel syndrome', *American Journal of Gastroenterology*, 107(4), 2012, pp. 627–31.

24 Jensen, M. P., Mendoza, M. E., Ehde, D. M. *et al.*, 'Effects of hypnosis, cognitive therapy, hypnotic cognitive therapy, and pain education in adults with chronic pain: a randomized clinical trial', *Pain*, 161(10), 2020, pp.2284–98.

25 Larbig, W., Elbert, T., Lutzenberger, W., Rockstroh, B., Schnerr, G. and Birbaumer, N., 'EEG and slow brain potentials during anticipation and control of painful stimulation', *Electroencephalography and Clinical Neurophysiology*, 53(3), 1982, pp.298–309.

26 Jensen, M. P., Adachi, T. and Hakimian, S., 'Brain oscillations, hypnosis, and hypnotizability', *American Journal of Clinical Hypnosis*, 57(3), 2015, pp. 230–53.

27 Guilbert, A. S., Chauvin, C. and De Melo, C., 'Effect of virtual reality hypnosis on postoperative pain and morphine consumption after surgery for scoliosis: a retrospective evaluation in children', abstract A2375 from the Anesthesiology Annual Meeting, 2018.

4 预期效应

1 'Headaches, chilli pepper patches and the placebo effect', *Airing Pain*, 53, painconcern.org.uk, 30 January 2014.

2 Chaucer, G., *The Canterbury Tales*, eds. Boenig, R. and Taylor, A., Broadview Press, 2012.

3 Handfield–Jones, R. P. C., 'A bottle of medicine from the doctor', *The Lancet*, 262(6790), 1953, pp. 823–25.

4 Hróbjartsson, A. and Gøtzsche, P. C., 'Is the placebo powerless? An analysis of clinical trials

comparing placebo with no treatment', *New England Journal of Medicine*, 344(21), 2001, pp. 1594–1602.

5 Moseley, J. B., O'Malley, K., Petersen, N. J. *et al.*, 'A controlled trial of arthroscopic surgery for osteoarthritis of the knee', *New England Journal of Medicine*, 347(2), pp. 81–8.

6 Thorlund, J. B., Juhl, C. B., Roos, E. M. and Lohmander, L. S., 'Arthroscopic surgery for degenerative knee: systematic review and meta–analysis of benefits and harms', *BMJ*, 350, 2015, p.h2747.

7 Wartolowska, K., Judge, A., Hopewell, S. *et al.*, 'Use of placebo controls in the evaluation of surgery: systematic review', *BMJ*, 348, 2014.

8 Wager, T. D., Rilling, J. K., Smith, E. E. *et al.*, 'Placebo–induced changes in FMRI in the anticipation and experience of pain', *Science*, 303(5661), 2004, pp. 1162–7.

9 Wager, T. D., Scott, D. J. and Zubieta, J. K., 'Placebo effects on human μ–opioid activity during pain', *Proceedings of the National Academy of Sciences*, 104(26), 2007, pp. 11056–61.

10 Levine, J., Gordon, N. and Fields, H., 'The mechanism of placebo analgesia', *The Lancet*, 312(8091), 1978, pp. 654–7.

11 Eippert, F., Bingel, U., Schoell, E. D. et al., 'Activation of the opioidergic descending pain control system underlies placebo analgesia', *Neuron*, 63(4), pp. 533–43.

12 Benedetti, F., Amanzio, M., Rosato, R. and Blanchard, C., 'Nonopioid placebo analgesia is mediated by CB1 cannabinoid receptors', *Nature Medicine*, 17(10), 2011, pp. 1228–30.

13 Scott, D. J., Stohler, C. S., Egnatuk, C. M., Wang, H., Koeppe, R. A. and Zubieta, J. K., 'Individual differences in reward responding explain placebo–induced expectations and effects', *Neuron*, 55(2), 2007, pp. 325–36.

14 Eippert, F., Finsterbusch, J., Bingel, U. and Büchel, C., 'Direct evidence for spinal cord involvement in placebo analgesia', *Science*, 326(5951), 2009, p.404.

15 Bannuru, R. R., McAlindon, T. E., Sullivan, M. C., Wong, J. B., Kent, D. M. and Schmid, C.H., 'Effectiveness and implications of alternative placebo treatments: a systematic review and network meta–analysis of osteoarthritis trials', *Annals of Internal Medicine*, 163(5), 2015, pp.

365–72.

[16] Espay, A. J., Norris, M. M., Eliassen, J. C. *et al.*, 'Placebo effect of medication cost in Parkinson disease: a randomized double–blind study', *Neurology*, 84(8), 2015, pp. 794–802.

[17] Haake, M., Müller, H. H., Schade–Brittinger, C. *et al.*, 'German acupuncture trials (GERAC) for chronic low back pain: randomized, multicenter, blinded, parallel–group trial with 3 groups', *Archives of Internal Medicine*, 167(17), 2007, pp. 1892–8.

[18] Tuttle, A. H., Tohyama, S., Ramsay, T. *et al.*, 'Increasing placebo responses over time in US clinical trials of neuropathic pain', *Pain*, 156(12), 2015, pp. 2616–26.

[19] Amanzio, M., Pollo, A., Maggi, G. and Benedetti, F., 'Response variability to analgesics: a role for non–specific activation of endogenous opioids', *Pain*, 90(3), 2001, pp. 205–15.

[20] Gracely, R. H., Dubner, R., Deeter, W. R. and Wolskee, P. J., 'Clinicians' expectations influence placebo analgesia', *The Lancet*, 1(8419), 1985.

[21] Morton, D. L., Watson, A., El–Deredy, W. and Jones, A. K., 'Reproducibility of placebo analgesia: effect of dispositional optimism', *Pain*, 146(1–2), 2009, pp. 194–8.

[22] Barsky, A. J., Saintfort, R., Rogers, M. P. and Borus, J. F., 'Nonspecific medication side effects and the nocebo phenomenon', *JAMA*, 287(5), 2002, pp. 622–7.

[23] Wood, F. A., Howard, J. P., Finegold, J. A. *et al.*, 'N–of–1 trial of a statin, placebo, or no treatment to assess side effects', *New England Journal of Medicine*, 383, 2020, pp. 2182–4.

[24] Bartholomew, R. E. and Wessely, S., 'Protean nature of mass sociogenic illness: from possessed nuns to chemical and biological terrorism fears', *British Journal of Psychiatry*, 180(4), 2002, pp. 300–6.

[25] Benedetti, F., Lanotte, M., Lopiano, L. and Colloca, L., 'When words are painful: unraveling the mechanisms of the nocebo effect', *Neuroscience*, 147(2), 2007, pp. 260–71.

[26] Ritter, A., Franz, M., Puta, C., Dietrich, C., Miltner, W. H. and Weiss, T., 'Enhanced brain responses to pain–related words in chronic back pain patients and their modulation by current pain', *Healthcare*, 4(3), 2016, p.54.

[27] Hansen, E. and Zech, N., 'Nocebo effects and negative suggestions in daily clinical practice

–forms, impact and approaches to avoid them', *Frontiers in Pharmacology*, 10, 2019, p.77.

[28] Varelmann, D., Pancaro, C., Cappiello, E. C. and Camann, W. R., 'Nocebo–induced hyperalgesia during local anesthetic injection', *Anesthesia & Analgesia*, 110(3), 2010, pp. 868–70.

[29] Bingel, U., Wanigasekera, V., Wiech, K. *et al.*, 'The effect of treatment expectation on drug efficacy: imaging the analgesic benefit of the opioid remifentanil', *Science Translational Medicine*, 3(70), 2011, p.70ra14.

[30] Amanzio, M., Pollo, A., Maggi, G. and Benedetti, F., 'Response variability to analgesics: a role for non–specific activation of endogenous opioids', *Pain*, 90(3), 2001, pp. 205–15.

[31] Walach, H. and Jonas, W. B., 'Placebo research: the evidence base for harnessing self–healing capacities', *Journal of Alternative & Complementary Medicine*, 10 (Supplement 1), 2004, p. S–103.

[32] Interview with Dan Moerman in Marchant, J., *Cure: A Journey into the Science of Mind Over Body*, Broadway Books, 2016.

[33] Conboy, L. A., Macklin, E., Kelley, J., Kokkotou, E., Lembo, A. and Kaptchuk, T., 'Which patients improve: characteristics increasing sensitivity to a supportive patient–practitioner relationship', *Social Science & Medicine*, 70(3), 2010, pp. 479–84.

[34] Ernst, E., 'A systematic review of systematic reviews of homeopathy', *British Journal of Clinical Pharmacology*, 54(6), 2002, pp. 577–82.

[35] Specter, M., 'The power of nothing', *New Yorker*, 5 December 2011.

[36] Kaptchuk, T. J., Friedlander, E., Kelley, J. M. *et al.*, 'Placebos without deception: a randomized controlled trial in irritable bowel syndrome', *PLOS ONE*, 5(12), 2010, p.e15591.

[37] Carvalho, C., Caetano, J. M., Cunha, L., Rebouta, P., Kaptchuk, T. J. and Kirsch, I., 'Open-label placebo treatment in chronic low back pain: a randomized controlled trial', *Pain*, 157(12), 2016, p. 2766–72.

[38] Kam–Hansen, S., Jakubowski, M., Kelley, J. M. *et al.*, 'Altered placebo and drug labeling changes the outcome of episodic migraine attacks', *Science Translational Medicine*, 6(218),

2014, p.218ra5.

39 Wang, R. S., Hall, K. T., Giulianini, F., Passow, D., Kaptchuk, T. J. and Loscalzo, J., 'Network analysis of the genomic basis of the placebo effect', *JCI Insight*, 2(11), 2017, p.e93911.

40 Colloca, L. and Benedetti, F., 'How prior experience shapes placebo analgesia', *Pain*, 124(1–2), 2006, pp. 126–33.

41 Schafer, S. M., Colloca, L. and Wager, T. D., 'Conditioned placebo analgesia persists when subjects know they are receiving a placebo', *Journal of Pain*, 16(5), 2015, pp. 412–20.

42 Tu, Y., Park, J., Ahlfors, S. P. *et al.*, 'A neural mechanism of direct and observational conditioning for placebo and nocebo responses', *NeuroImage*, 184, 2019, pp. 954–63.

43 Colloca, L., Enck, P. and DeGrazia, D., 'Relieving pain using dose–extending placebos: a scoping review', *Pain*, 157(8), 2016, pp. 1590–98.

44 Thompson, P., 'Margaret Thatcher: A new illusion', *Perception*, 9(4), 1980, pp. 483–4.

45 Summerfield, C., Egner, T., Greene, M., Koechlin, E., Mangels, J. and Hirsch, J., 'Predictive codes for forthcoming perception in the frontal cortex', *Science*, 314(5803), 2006, pp. 1311–14.

46 George, K. and Das, J. M., 'Neuroanatomy, thalamocortical radiations', StatPearls Publishing, 2019.

47 Wallisch, P., 'Illumination assumptions account for individual differences in the perceptual interpretation of a profoundly ambiguous stimulus in the color domain: "The dress"', *Journal of Vision*, 17(4), 2017.

48 Casey, K., 'Theory of predictive brain as important as evolution –Prof. Lars Muckli', *Horizon*, 29 May 2018.

49 Ongaro, G. and Kaptchuk, T. J., 'Symptom perception, placebo effects, and the Bayesian brain', *Pain*, 160(1), 2019, pp. 1–4.

50 Kaptchuk, T. J., 'Open–label placebo: reflections on a research agenda', *Perspectives in Biology and Medicine*, 61(3), 2018, pp. 311–34.

5 疼痛的意义

[1] International Committee of the Red Cross (ICRC), Geneva Convention Relative to the Protection of Civilian Persons in Time of War (Fourth Geneva Convention), 12 August 1949, 75 UNTS 287.

[2] Tsur, N., Defrin, R. and Ginzburg, K., 'Posttraumatic stress disorder, orientation to pain, and pain perception in ex-prisoners of war who underwent torture', *Psychosomatic Medicine*, 79(6), 2017, pp. 655–63.

[3] Raja, S. N., Carr, D. B., Cohen, M. *et al.*, 'The revised International Association for the Study of Pain definition of pain: concepts, challenges, and compromises', *Pain*, 161(9), 2020, pp. 1976–82.

[4] Shackman, A. J. and Wager, T. D., 'The emotional brain: fundamental questions and strategies for future research', *Neuroscience Letters*, 693, 2019, pp. 68–74.

[5] Eisenberger, N. I., Lieberman, M. D. and Williams, K. D., 'Does rejection hurt? An fMRI study of social exclusion', *Science*, 302(5643), 2003, pp. 290–2.

[6] DeWall, C. N., MacDonald, G., Webster, G. D. *et al.*, 'Acetaminophen reduces social pain: behavioral and neural evidence', *Psychological Science*, 21(7), 2010, pp. 931–7.

[7] Ratner, K. G., Kaczmarek, A. R. and Hong, Y., 'Can over-the-counter pain medications influence our thoughts and emotions?', *Policy Insights from the Behavioral and Brain Sciences*, 5(1), 2018, pp. 82–9.

[8] Farrell, S. M., Green, A. and Aziz, T., 'The current state of deep brain stimulation for chronic pain and its context in other forms of neuromodulation', *Brain Sciences*, 8(8), 2018, p.158.

[9] Lempka, S. F., Malone Jr, D. A., Hu, B. *et al.*, 'Randomized clinical trial of deep brain stimulation for poststroke pain', *Annals of Neurology*, 81(5), 2017, pp. 653–63.

[10] Ploghaus, A., Narain, C., Beckmann, C.F. *et al.*, 'Exacerbation of pain by anxiety is associated with activity in a hippocampal network', *Journal of Neuroscience*, 21(24), 2001, pp. 9896–9903.

[11] Zhou, F., Shefer, A., Wenger, J. *et al.*, 'Economic evaluation of the routine childhood immunization program in the United States, 2009', *Pediatrics*, 133(4), 2014, pp. 577–85.

[12] McMurtry, C. M., Riddell, R. P., Taddio, A. *et al.*, 'Far from "just a poke" : common painful needle procedures and the development of needle fear', *Clinical Journal of Pain*, 31 (Supplement 10), 2015, pp. S3–11.

[13] Taddio, A., McMurtry, C. M., Shah, V. *et al.*, 'Reducing pain during vaccine injections: clinical practice guideline', *CMAJ*, 187(13), 2015, pp. 975–82.

[14] Wang, Y., Wang, J. Y. and Luo, F., 'Why self-induced pain feels less painful than externally generated pain: distinct brain activation patterns in self-and externally generated pain', *PLOS ONE*, 6(8), 2011, p.e23536.

[15] Mowrer, O. H. and Viek, P., 'An experimental analogue of fear from a sense of helplessness', *Journal of Abnormal and Social Psychology*, 43(2), 1948, pp. 193–200.

[16] Bowers, K. S., 'Pain, anxiety, and perceived control', *Journal of Consulting and Clinical Psychology*, 32(5) (Part 1), 1968, pp. 596–602.

[17] Segal, Z. V., Kennedy, S., Gemar, M., Hood, K., Pedersen, R. and Buis, T., 'Cognitive reactivity to sad mood provocation and the prediction of depressive relapse', *Archives of General Psychiatry*, 63(7), 2006, pp. 749–55.

[18] Berna, C., Leknes, S., Holmes, E. A., Edwards, R. R., Goodwin, G. M. and Tracey, I., 'Induction of depressed mood disrupts emotion regulation neurocircuitry and enhances pain unpleasantness', *Biological Psychiatry*, 67(11), 2010, pp. 1083–90.

[19] Andersson, G. B., 'Epidemiological features of chronic low-back pain', *The Lancet*, 354(9178), 1999, pp. 581–5.

[20] Vlaeyen, J. W. and Linton, S. J., 'Fear-avoidance and its consequences in chronic musculoskeletal pain: a state of the art', *Pain*, 85(3), 2000, pp. 317–32.

[21] Hashmi, J. A., Baliki, M. N., Huang, L. *et al.*, 'Shape shifting pain: chronification of back pain shifts brain representation from nociceptive to emotional circuits', *Brain*, 136(Part 9), 2013, pp. 2751–68.

[22] Price, D. D., 'Psychological and neural mechanisms of the affective dimension of pain', *Science*, 288(5472), 2000, pp. 1769–72.

[23] Wertli, M. M., Burgstaller, J. M., Weiser, S., Steurer, J., Kofmehl, R. and Held, U., 'Influence of catastrophizing on treatment outcome in patients with nonspecific low back pain: a systematic review', *Spine*, 39(3), 2014, pp. 263–73.

[24] Cherkin, D. C., Sherman, K. J., Balderson, B. H. *et al.*, 'Effect of mindfulness–based stress reduction vs cognitive behavioral therapy or usual care on back pain and functional limitations in adults with chronic low back pain: a randomized clinical trial', *JAMA*, 315(12), 2016, pp. 1240–9.

[25] Hughes, L. S., Clark, J., Colclough, J. A., Dale, E. and McMillan, D., 'Acceptance and commitment therapy (ACT) for chronic pain', *Clinical Journal of Pain*, 33(6), 2017, pp. 552–68.

[26] Lutz, A., McFarlin, D. R., Perlman, D. M., Salomons, T. V. and Davidson, R. J., 'Altered anterior insula activation during anticipation and experience of painful stimuli in expert meditators', *NeuroImage*, 64, 2013, pp. 538–46.

[27] Lumley, M. A., Schubiner, H., Lockhart, N. A. *et al.*, 'Emotional awareness and expression therapy, cognitive–behavioral therapy, and education for fibromyalgia: a cluster–randomized controlled trial', *Pain*, 158(12), 2017, pp. 2354–63.

[28] Lumley, M. A. and Schubiner, H., 'Psychological therapy for centralized pain: an integrative assessment and treatment model', *Psychosomatic Medicine*, 81(2), 2019, pp. 114–24.

[29] C de C Williams, A., Fisher, E., Hearn L. and Eccleston, C., 'Psychological therapies for the management of chronic pain (excluding headache) in adults', *Cochrane Database of Systematic Reviews*, 8, 2020, CD007407.

6　一分疼痛，一分收获

[1] Bentham, J., *The Principles of Morals and Legislation*, Prometheus Books, 1988, pp. 57–79.

[2] Leknes, S., Berna, C., Lee, M. C., Snyder, G. D., Biele, G. and Tracey, I., 'The importance of context: when relative relief renders pain pleasant', *Pain*, 154(3), 2013, pp. 402–10.

[3] Ameriks, K. and Clarke, D. M., *Aristotle: Nicomachean Ethics*, Cambridge University Press,

2000.

4 Price, D. D., Harkins, S. W. and Baker, C., 'Sensory–affective relationships among different types of clinical and experimental pain', *Pain*, 28(3), 1987, pp. 297–307.

5 Petrovic, P., Dietrich, T., Fransson, P., Andersson, J., Carlsson, K. and Ingvar, M., 'Placebo in emotional processing— induced expectations of anxiety relief activate a generalized modulatory network', *Neuron*, 46(6), 2005, pp. 957–69.

6 Harper, P., 'No pain, no gain: pain behaviour in the armed forces', *British Journal of Nursing*, 15(10), 2006, pp. 548–51.

7 Fields, H. L., 'A motivation–decision model of pain: the role of opioids', *Proceedings of the 11th World Congress on Pain*, IASP Press, 2006.

8 Barbano, M. F. and Cador, M., 'Differential regulation of the consummatory, motivational and anticipatory aspects of feeding behavior by dopaminergic and opioidergic drugs', *Neuropsychopharmacology*, 31(7), 2006, pp. 1371–81.

9 Forsberg, G., Wiesenfeld–Hallin, Z., Eneroth, P. and Södersten, P., 'Sexual behavior induces naloxone–reversible hypoalgesia in male rats', *Neuroscience Letters*, 81(1–2), 1987, pp. 151–4.

10 Sharot, T., Shiner, T., Brown, A. C., Fan, J. and Dolan, R. J., 'Dopamine enhances expectation of pleasure in humans', *Current Biology*, 19(24), 2009, pp. 2077–80.

11 Budygin, E. A., Park, J., Bass, C. E., Grinevich, V. P., Bonin, K. D. and Wightman, R. M., 'Aversive stimulus differentially triggers subsecond dopamine release in reward regions', *Neuroscience*, 201, 2012, pp. 331–7.

12 Leknes, S., Lee, M., Berna, C., Andersson, J. and Tracey, I., 'Relief as a reward: hedonic and neural responses to safety from pain', *PLOS ONE*, 6(4), 2011, p.e17870.

13 Zubieta, J. K., Heitzeg, M. M., Smith, Y. R. *et al.*, 'COMT val158met genotype affects μ –opioid neurotransmitter responses to a pain stressor', *Science*, 299(5610), 2003, pp. 1240–43.

14 Durso, G. R., Luttrell, A. and Way, B. M., 'Over–the–counter relief from pains and pleasures alike: acetaminophen blunts evaluation sensitivity to both negative and positive stimuli', *Psychological Science*, 26(6), 2015, pp. 750–8.

[15] Forsberg, G., Wiesenfeld–Hallin, Z., Eneroth, P. and Södersten, P., 'Sexual behavior induces naloxone–reversible hypoalgesia in male rats', *Neuroscience Letters*, 81(1–2), 1987, pp. 151–4.

[16] Roy, M., Peretz, I. and Rainville, P., 'Emotional valence contributes to music–induced analgesia', *Pain*, 134(1–2), 2008, pp. 140–7.

[17] Gandhi, W. and Schweinhardt, P., 'How accurate appraisal of behavioral costs and benefits guides adaptive pain coping', *Frontiers in Psychiatry*, 8, 2017, p.103.

[18] Baliki, M. N., Petre, B., Torbey, S. *et al.*, 'Corticostriatal functional connectivity predicts transition to chronic back pain', *Nature Neuroscience*, 15(8), 2012, pp. 1117–19.

[19] Kaneko, H., Zhang, S., Sekiguchi, M. *et al.*, 'Dysfunction of nucleus accumbens is associated with psychiatric problems in patients with chronic low back pain: a functional magnetic resonance imaging study', *Spine*, 42(11), 2017, pp. 844–53.

[20] Taylor, A. M., Becker, S., Schweinhardt, P. and Cahill, C., 'Mesolimbic dopamine signaling in acute and chronic pain: implications for motivation, analgesia, and addiction', *Pain*, 157(6), 2016, p.1194.

[21] Loggia, M. L., Berna, C., Kim, J. *et al.*, 'Disrupted brain circuitry for pain–related reward/punishment in fibromyalgia', *Arthritis & Rheumatology*, 66(1), 2014, pp. 203–12.

[22] Rozin, P., Guillot, L., Fincher, K., Rozin, A. and Tsukayama, E., 'Glad to be sad, and other examples of benign masochism', *Judgment and Decision Making*, 8(4), 2013, pp. 439–47.

[23] McGraw, A. P., Warren, C., Williams, L. E. and Leonard, B., 'Too close for comfort, or too far to care? Finding humor in distant tragedies and close mishaps', *Psychological Science*, 23(10), 2012, pp. 1215–23.

[24] Franklin, J. C., Lee, K. M., Hanna, E. K. and Prinstein, M. J., 'Feeling worse to feel better: pain–offset relief simultaneously stimulates positive affect and reduces negative affect', *Psychological Science*, 24(4), 2013, pp. 521–9.

[25] Glenn, J. J., Michel, B. D., Franklin, J. C., Hooley, J. M. and Nock, M. K., 'Pain analgesia among adolescent self–injurers', *Psychiatry Research*, 220(3), 2014, pp. 921–6.

[26] Kirtley, O. J., O'Carroll, R. E. and O'Connor, R. C., 'Pain and self–harm: a systematic

review', *Journal of Affective Disorders*, 203, 2016, pp. 347–63.

27 Fox, K. R., O'Sullivan, I. M., Wang, S. B. and Hooley, J. M., 'Self–criticism impacts emotional responses to pain', *Behavior Therapy*, 50(2), 2019, pp. 410–20.

28 Niedtfeld, I., Schulze, L., Kirsch, P., Herpertz, S. C., Bohus, M. and Schmahl, C., 'Affect regulation and pain in borderline personality disorder: a possible link to the understanding of self–injury', *Biological Psychiatry*, 68(4), 2010, pp. 383–91.

29 Hooley, J. M. and Franklin, J. C., 'Why do people hurt themselves? A new conceptual model of nonsuicidal self–injury', *Clinical Psychological Science*, 6(3), 2018, pp. 428–51.

30 Hooley, J. M., Dahlgren, M. K., Best, S. G., Gonenc, A. and Gruber, S. A., 'Decreased amygdalar activation to NSSI–stimuli in people who engage in NSSI: a neuroimaging pilot study', *Frontiers in Psychiatry*, 11, 2020, p.238.

31 Hooley, J. M. and St. Germain, S. A., 'Nonsuicidal self–injury, pain, and self–criticism: does changing self–worth change pain endurance in people who engage in self–injury?', *Clinical Psychological Science*, 2(3), 2014, pp. 297–305.

7 我知道你有多疼

1 Salinas, J., *Mirror Touch: A Memoir of Synesthesia and the Secret Life of the Brain*, HarperCollins, 2017.

2 Miller, L. and Spiegel, A., 'Entanglement', *Invisibilia* podcast, 20 January 2015.

3 Ward, J., Schnakenberg, P. and Banissy, M. J., 'The relationship between mirror–touch synaesthesia and empathy: new evidence and a new screening tool', *Cognitive Neuropsychology*, 35(5–6), 2018, pp. 314–32.

4 Banissy, M. J., Kadosh, R. C., Maus, G. W., Walsh, V. and Ward, J., 'Prevalence, characteristics and a neurocognitive model of mirror–touch synaesthesia', *Experimental Brain Research*, 198(2–3), 2009, pp. 261–72.

5 Blakemore, S. J., Bristow, D., Bird, G., Frith, C. and Ward, J., 'Somatosensory activations during the observation of touch and a case of vision–touch synaesthesia', *Brain*, 128(7), 2005, pp.

1571–83.

[6] Goller, A. I., Richards, K., Novak, S. and Ward, J., 'Mirror–touch synaesthesia in the phantom limbs of amputees', *Cortex*, 49(1), 2013, pp. 243–51.

[7] Lamm, C., Decety, J. and Singer, T., 'Meta–analytic evidence for common and distinct neural networks associated with directly experienced pain and empathy for pain', *NeuroImage*, 54(3), 2011, pp. 2492–502.

[8] Bekkali, S., Youssef, G. J., Donaldson, P. H., Albein–Urios, N., Hyde, C. and Enticott, P. G., 'Is the putative mirror neuron system associated with empathy? A systematic review and meta–analysis', *Neuropsychology Review*, 2020, pp. 1–44.

[9] Rütgen, M., Seidel, E. M., Silani, G. *et al.*, 'Placebo analgesia and its opioidergic regulation suggest that empathy for pain is grounded in self pain', *Proceedings of the National Academy of Sciences*, 112(41), 2015, pp. E5638–46.

[10] Decety, J., Michalska, K. J. and Akitsuki, Y., 'Who caused the pain? An fMRI investigation of empathy and intentionality in children', *Neuropsychologia*, 46(11), 2008, pp. 2607–14.

[11] Decety, J. and Michalska, K. J., 'Neurodevelopmental changes in the circuits underlying empathy and sympathy from childhood to adulthood', *Developmental Science*, 13(6), 2010, pp. 886–99.

[12] Marsh, A. A., Finger, E. C., Fowler, K. A. *et al.*, 'Empathic responsiveness in amygdala and anterior cingulate cortex in youths with psychopathic traits', *Journal of Child Psychology and Psychiatry*, 54(8), 2013, pp. 900–10.

[13] Lockwood, P. L., Apps, M. A., Roiser, J. P. and Viding, E., 'Encoding of vicarious reward prediction in anterior cingulate cortex and relationship with trait empathy', *Journal of Neuroscience*, 35(40), 2015, pp. 13720–7.

[14] Jeon, D., Kim, S., Chetana, M. *et al.*, 'Observational fear learning involves affective pain system and $Ca_v1.2$ Ca^{2+} channels in ACC', *Nature Neuroscience*, 13(4), 2010, pp. 482–8.

[15] Sapolsky, R. M., *Behave: The Biology of Humans at Our Best and Worst*, Penguin, 2017.

[16] Decety, J., Echols, S. and Correll, J., 'The blame game: the effect of responsibility and social

stigma on empathy for pain', *Journal of Cognitive Neuroscience*, 22(5), 2010, pp. 985–97.

[17] Xu, X., Zuo, X., Wang, X. and Han, S., 'Do you feel my pain? Racial group membership modulates empathic neural responses', *Journal of Neuroscience*, 29(26), 2009, pp. 8525–9.

[18] Shen, F., Hu, Y., Fan, M., Wang, H. and Wang, Z., 'Racial bias in neural response for pain is modulated by minimal group', *Frontiers in Human Neuroscience*, 11, 2018, p.661.

[19] Cao, Y., Contreras–Huerta, L. S., McFadyen, J. and Cunnington, R., 'Racial bias in neural response to others' pain is reduced with other–race contact', *Cortex*, 70, 2015, pp. 68–78.

[20] Cikara, M. and Fiske, S. T., 'Their pain, our pleasure: stereotype content and schadenfreude', *Annals of the New York Academy of Sciences*, 1299, 2013, pp. 52–9.

[21] Takahashi, H., Kato, M., Matsuura, M., Mobbs, D., Suhara, T. and Okubo, Y., 'When your gain is my pain and your pain is my gain: neural correlates of envy and schadenfreude', *Science*, 323(5916), 2009, pp. 937–9.

[22] Singer, T., Seymour, B., O'Doherty, J. P., Stephan, K. E., Dolan, R. J. and Frith, C. D., 'Empathic neural responses are modulated by the perceived fairness of others', *Nature*, 439(7075), 2006, pp. 466–9.

[23] Decety, J., Yang, C. Y. and Cheng, Y., 'Physicians down–regulate their pain empathy response: an event–related brain potential study', *NeuroImage*, 50(4), 2010, pp. 1676–82.

[24] Lamm, C., Batson, C. D. and Decety, J., 'The neural substrate of human empathy: effects of perspective–taking and cognitive appraisal', *Journal of Cognitive Neuroscience*, 19(1), 2007, pp. 42–58.

[25] Klimecki, O. M., Leiberg, S., Lamm, C. and Singer, T., 'Functional neural plasticity and associated changes in positive affect after compassion training', *Cerebral Cortex*, 23(7), 2013, pp. 1552–61.

[26] Cánovas, L., Carrascosa, A.J., García, M. *et al.*, 'Impact of empathy in the patient–doctor relationship on chronic pain relief and quality of life: a prospective study in Spanish pain clinics', *Pain Medicine*, 19(7), 2018, pp. 1304–14.

[27] Gray, K., 'The power of good intentions: perceived benevolence soothes pain, increases

pleasure, and improves taste', *Social Psychological and Personality Science*, 3(5), 2012, pp. 639–45.

[28] Butler, D. and Moseley, G., *Explain Pain Supercharged*, NOI Group, 2017.

8 万众一心

[1] Eisenberger, N. I., Lieberman, M. D. and Williams, K. D., 'Does rejection hurt? An fMRI study of social exclusion', *Science*, 302(5643), 2003, pp. 290–2.

[2] Eisenberger, N. I., Jarcho, J. M., Lieberman, M. D. and Naliboff, B. D., 'An experimental study of shared sensitivity to physical pain and social rejection', *Pain*, 126(1–3), pp. 132–8.

[3] Murphy, M. R., MacLean, P. D. and Hamilton, S. C., 'Species–typical behavior of hamsters deprived from birth of the neocortex', *Science*, 213(4506), 1981, pp. 459–61.

[4] MacLean, P. D. and Newman, J. D., 'Role of midline frontolimbic cortex in production of the isolation call of squirrel monkeys', *Brain Research*, 450(1–2), 1988, pp. 111–23.

[5] Martin, L. J., Tuttle, A. H. and Mogil, J. S., 'The interaction between pain and social behavior in humans and rodents', *Behavioral Neurobiology of Chronic Pain*, 2014, pp. 233–50.

[6] Holt–Lunstad, J., Smith, T. B. and Layton, J. B., 'Social relationships and mortality risk: a meta–analytic review', *PLOS Medicine*, 7(7), 2010, p.e1000316.

[7] Karayannis, N. V., Baumann, I., Sturgeon, J. A., Melloh, M. and Mackey, S. C., 'The impact of social isolation on pain interference: a longitudinal study', *Annals of Behavioral Medicine*, 53(1), 2019, pp. 65–74.

[8] Cohen, E. E., Ejsmond–Frey, R., Knight, N. and Dunbar, R. I., 'Rowers' high: behavioural synchrony is correlated with elevated pain thresholds', *Biology Letters*, 6(1), 2010, pp. 106–8.

[9] Launay, J., Grube, M. and Stewart, L., 'Dysrhythmia: a specific congenital rhythm perception deficit', *Frontiers in Psychology*, 5, 2014, p.18.

[10] Hopper, M. J., Curtis, S., Hodge, S. and Simm, R., 'A qualitative study exploring the effects of attending a community pain service choir on wellbeing in people who experience chronic pain', *British Journal of Pain*, 10(3), 2016, pp. 124–34.

11 Dunbar, R. I., Baron, R., Frangou, A. *et al.*, 'Social laughter is correlated with an elevated pain threshold', *Proceedings of the Royal Society B: Biological Sciences*, 279(1731), 2012, pp. 1161–7.

12 Provine, R. R. and Fischer, K. R., 'Laughing, smiling, and talking: relation to sleeping and social context in humans', *Ethology*, 83(4), 1989, pp. 295–305.

13 Manninen, S., Tuominen, L., Dunbar, R. I. *et al.*, 'Social laughter triggers endogenous opioid release in humans', *Journal of Neuroscience*, 37(25), pp. 6125–31.

14 Johnson, K. V. A. and Dunbar, R. I., 'Pain tolerance predicts human social network size', *Scientific Reports*, 6, 2016, p.25267.

15 Langford, D. J., Crager, S. E., Shehzad, Z. *et al.*, 'Social modulation of pain as evidence for empathy in mice', *Science*, 312(5782), 2006, pp. 1967–70.

16 Goldstein, P., Shamay-Tsoory, S. G., Yellinek, S. and Weissman-Fogel, I., 'Empathy predicts an experimental pain reduction during touch', *Journal of Pain*, 17(10), 2016, pp. 1049–57.

17 Huddy, J., 'A new hope: social prescribing in Cornwall', *British Journal of General Practice*, 69(682), 2019, p.243.

18 Singhal, A., Tien, Y. Y. and Hsia, R. Y., 'Racial-ethnic disparities in opioid prescriptions at emergency department visits for conditions commonly associated with prescription drug abuse', *PLOS ONE*, 11(8), 2016, p.e0159224.

19 Goyal, M. K., Kuppermann, N., Cleary, S. D., Teach, S. J. and Chamberlain, J. M., 'Racial disparities in pain management of children with appendicitis in emergency departments', *JAMA Pediatrics*, 169(11), 2015, pp. 996–1002.

20 Druckman, J. N., Trawalter, S., Montes, I., Fredendall, A., Kanter, N. and Rubenstein, A.P., 'Racial bias in sport medical staff's perceptions of others' pain', *Journal of Social Psychology*, 158(6), 2018, pp. 721–9.

21 Hoffman, K. M., Trawalter, S., Axt, J. R. and Oliver, M. N., 'Racial bias in pain assessment and treatment recommendations, and false beliefs about biological differences between blacks and whites', *Proceedings of the National Academy of Sciences*, 113(16), 2016, pp. 4296–301.

22 Laurencin, C. T. and Murray, M., 'An American crisis: the lack of black men in medicine', *Journal of Racial and Ethnic Health Disparities*, 4(3), 2017, pp. 317–21.

23 Fillingim, R. B., King, C. D., Ribeiro–Dasilva, M. C., Rahim–Williams, B. and Riley III, J. L., 'Sex, gender, and pain: a review of recent clinical and experimental findings', *Journal of Pain*, 10(5), 2009, pp. 447–85.

24 Chen, E. H., Shofer, F. S., Dean, A. J. *et al.*, 'Gender disparity in analgesic treatment of emergency department patients with acute abdominal pain', *Academic Emergency Medicine*, 15(5), 2008, pp. 414–18.

25 Cepeda, M. S. and Carr, D. B., 'Women experience more pain and require more morphine than men to achieve a similar degree of analgesia', *Anesthesia & Analgesia*, 97(5), 2003, pp. 1464–8.

26 Bartley, E. J. and Fillingim, R. B., 'Sex differences in pain: a brief review of clinical and experimental findings', *British Journal of Anaesthesia*, 111(1), 2013, pp. 52–8.

27 England, C., 'Erectile dysfunction studies outnumber PMS research by five to one', *The Independent*, 15 August 2016.

28 '10 things you should know about endometriosis', Royal College of Obstetricians and Gynaecologists, 2017.

29 Lawesson, S. S., Isaksson, R. M., Ericsson, M., Ängerud, K. and Thylén, I., 'Gender disparities in first medical contact and delay in ST–elevation myocardial infarction: a prospective multicentre Swedish survey study', *BMJ Open*, 8(5), 2018, p.e020211.

30 Moser, D. K., McKinley, S., Dracup, K. and Chung, M. L., Gender differences in reasons patients delay in seeking treatment for acute myocardial infarction symptoms, *Patient education and counseling*, 56(1), 2005, pp. 45–54.

31 'Naomi Musenga death: emergency operator blames pressure after mocking caller', BBC News, 14 May 2018.

32 Boseley, S., ' "Listen to women": UK doctors issued with first guidance on endometriosis', *Guardian*, 6 September 2017.

[33] McParland, J. L., Eccleston, C., Osborn, M. and Hezseltine, L., 'It's not fair: an interpretative phenomenological analysis of discourses of justice and fairness in chronic pain', *Health*, 15(5), 2011, pp. 459–74.

[34] McParland, J. L., Knussen, C. and Murray, J., 'The effects of a recalled injustice on the experience of experimentally induced pain and anxiety in relation to just–world beliefs', *European Journal of Pain*, 20(9), 2016, pp. 1392–1401.

[35] Trost, Z., Scott, W., Lange, J. M., Manganelli, L., Bernier, E. and Sullivan, M. J., 'An experimental investigation of the effect of a justice violation on pain experience and expression among individuals with high and low just world beliefs', *European Journal of Pain*, 18(3), 2014, pp. 415–23.

[36] Bissell, D. A., Ziadni, M. S. and Sturgeon, J. A., 'Perceived injustice in chronic pain: an examination through the lens of predictive processing', *Pain Management*, 8(2), 2018, pp. 129–38.

[37] Rodkey, E. N. and Riddell, R. P., 'The infancy of infant pain research: the experimental origins of infant pain denial', *Journal of Pain*, 14(4), 2013, pp. 338–50.

[38] Rovner S., 'Surgery without anesthesia: can preemies feel pain?', *Washington Post*, 13 August 1986.

[39] Anand, K. J., Sippell, W. G. and Green, A. A., 'Randomised trial of fentanyl anaesthesia in preterm babies undergoing surgery: effects on the stress response', *The Lancet*, 329(8527), 1987, pp. 243–8.

[40] Raja, S. N., Carr, D. B., Cohen, M. *et al.*, 'The revised International Association for the Study of Pain definition of pain: concepts, challenges, and compromises', *Pain*, 161(9), 2020, pp. 1976–82.

[41] Goksan, S., Hartley, C., Emery, F. *et al.*, 'fMRI reveals neural activity overlap between adult and infant pain', *eLife*, 4, 2015, p.e06356.

[42] Hartley, C., Goksan, S., Poorun, R. *et al.*, 'The relationship between nociceptive brain activity, spinal reflex withdrawal and behaviour in newborn infants', *Scientific Reports*, 5, 2015,

p.12519.

[43] Williams, M. D. and Lascelles, B. D. X., 'Early neonatal pain –review of clinical and experimental implications on painful conditions later in life', *Frontiers in Pediatrics*, 8, 2020.

[44] van den Bosch, G. E., White, T., El Marroun, H. *et al.*, 'Prematurity, opioid exposure and neonatal pain: do they affect the developing brain?', *Neonatology*, 108(1), 2015, pp. 8–15.

[45] Hartley, C., Duff, E. P., Green, G. *et al.*, 'Nociceptive brain activity as a measure of analgesic efficacy in infants', *Science Translational Medicine*, 9(388), 2017, p.eaah6122.

[46] Hartley, C., Moultrie, F., Hoskin, A. *et al.*, 'Analgesic efficacy and safety of morphine in the Procedural Pain in Premature Infants (Poppi) study: randomised placebo–controlled trial', *The Lancet*, 392(10164), 2018, pp. 2595–605.

[47] Brauer, J., Xiao, Y., Poulain, T., Friederici, A. D. and Schirmer, A., 'Frequency of maternal touch predicts resting activity and connectivity of the developing social brain', *Cerebral Cortex*, 26(8), 2016, pp. 3544–52.

[48] Liljencrantz, J. and Olausson, H., 'Tactile C fibers and their contributions to pleasant sensations and to tactile allodynia', *Frontiers in Behavioral Neuroscience*, 8, 2014.

[49] Liljencrantz, J., Strigo, I., Ellingsen, D. M. *et al.*, 'Slow brushing reduces heat pain in humans', *European Journal of Pain*, 21(7), 2017, pp. 1173–85.

[50] Gursul, D., Goksan, S., Hartley, C. *et al*, 'Stroking modulates noxious–evoked brain activity in human infants', *Current Biology*, 28(24), 2018, pp. R1380–1.

9　相信中解脱

[1] Clark, W. C. and Clark, S. B., 'Pain responses in Nepalese porters', *Science*, 209(4454), 1980, pp. 410–12.

[2] Sargent, C. F., '*Maternity, Medicine, and Power: Reproductive Decisions in Urban Benin*', University of California Press, 1989.

[3] Sternbach, R. A. and Tursky, B., 'Ethnic differences among housewives in psychophysical and skin potential responses to electric shock', *Psychophysiology*, 1(3), 1965, pp. 241–6.

[4] Kim, H. J., Yang, G. S., Greenspan, J. D. *et al.*, 'Racial and ethnic differences in experimental pain sensitivity: systematic review and meta-analysis', *Pain*, 158(2), 2017, pp. 194–211.

[5] Nayak, S., Shiflett, S. C., Eshun, S. and Levine, F. M., 'Culture and gender effects in pain beliefs and the prediction of pain tolerance', *Cross-Cultural Research*, 34(2), 2000, pp. 135–51.

[6] Dragioti, E., Tsamakis, K., Larsson, B. and Gerdle, B., 'Predictive association between immigration status and chronic pain in the general population: results from the SwePain cohort', *BMC Public Health*, 20(1), 2020, pp. 1–11.

[7] Kim, H. J., Greenspan, J. D., Ohrbach, R. *et al.*, 'Racial/ethnic differences in experimental pain sensitivity and associated factors–cardiovascular responsiveness and psychological status', *PLOS ONE*, 14(4), 2019, p.e0215534.

[8] Byrne, M., Callahan, B., Carlson, K. *et al.*, *Nursing: A Concept-Based Approach to Learning*, ed. Trakalo, K., vol. 1., 2014.

[9] Wiech, K., Farias, M., Kahane, G., Shackel, N., Tiede, W. and Tracey, I., 'An fMRI study measuring analgesia enhanced by religion as a belief system', *Pain*, 139(2), 2008, pp. 467–76.

[10] Ferreira-Valente, A., Sharma, S., Torres, S. *et al.*, 'Does religiosity/spirituality play a role in function, pain-related beliefs, and coping in patients with chronic pain? A systematic review', *Journal of Religion and Health*, 2019, pp. 1–55.

[11] Marx, K., *Critique of Hegel's 'Philosophy of Right'*, ed. O'Malley, J., Cambridge University Press, 2009.

[12] Brand, P. and Yancey, P., *Pain: The Gift Nobody Wants*, HarperCollins, 1995.

[13] Sallatha, S., 'The Arrow', trans. Bhikkhu, T., *Access to Insight*, 1997.

[14] Chou, R., Qaseem, A., Snow, V. *et al.*, 'Diagnosis and treatment of low back pain: a joint clinical practice guideline from the American College of Physicians and the American Pain Society', *Annals of Internal Medicine*, 147(7), 2007, pp. 478–91.

[15] Brinjikji, W., Luetmer, P. H., Comstock, B. *et al.*, 'Systematic literature review of imaging features of spinal degeneration in asymptomatic populations', *American Journal of Neuroradiology*, 36(4), 2015, pp. 811–16.

16 Vibe Fersum, K., O'Sullivan, P., Skouen, J. S., Smith, A. and Kvåle, A., 'Efficacy of classification-based cognitive functional therapy in patients with non-specific chronic low back pain: a randomized controlled trial', *European Journal of Pain*, 17(6), 2013, pp. 916–28.

17 Vibe Fersum, K., Smith, A., Kvåle, A., Skouen, J. S. and O'Sullivan, P., 'Cognitive functional therapy in patients with non-specific chronic low back pain-a randomized controlled trial 3-year follow-up', *European Journal of Pain*, 23(8), 2019, pp. 1416–24.

10 无声的疾苦

1 Fayaz, A., Croft, P., Langford, R. M., Donaldson, L. J. and Jones, G. T., 'Prevalence of chronic pain in the UK: a systematic review and meta-analysis of population studies', *BMJ Open*, 6(6), 2016, p.e010364.

2 Shipton, E. E., Bate, F., Garrick, R., Steketee, C., Shipton, E. A. and Visser, E. J., 'Systematic review of pain medicine content, teaching, and assessment in medical school curricula internationally', *Pain and Therapy*, 7(2), 2018, pp. 139–61.

3 Blyth, F. M., March, L. M., Brnabic, A. J., Jorm, L. R., Williamson, M. and Cousins, M. J., 'Chronic pain in Australia: a prevalence study', *Pain*, 89(2–3), 2001, pp. 127–34.

4 Sá, K. N., Moreira, L., Baptista, A. F. *et al.*, 'Prevalence of chronic pain in developing countries: systematic review and meta-analysis', *Pain Reports*, 4(6), 2019, p.e779.

5 McQuay, H., 'Help and hope at the bottom of the pile', *BMJ*, 336(7650), 2008, pp. 954–5.

6 Treede, R. D., Rief, W., Barke, A. *et al.*, 'Chronic pain as a symptom or a disease: the IASP Classification of Chronic Pain for the International Classification of Diseases (ICD-11)', *Pain*, 160(1), 2019, pp. 19–27.

7 Dyer, O., 'US life expectancy falls for third year in a row', *BMJ*, 363, 2018.

8 'Odds of dying', *Injury Facts*, https://injuryfacts.nsc.org.

9 Olfson, M., Wall, M., Wang, S., Crystal, S. and Blanco, C., 'Service use preceding opioid-related fatality', *American Journal of Psychiatry*, 175(6), 2018, pp. 538–44.

10 Krebs, E. E., Gravely, A., Nugent, S. *et al.*, 'Effect of opioid vs nonopioid medications on pain-

related function in patients with chronic back pain or hip or knee osteoarthritis pain: the SPACE randomized clinical trial', *JAMA*, 319(9), 2018, pp. 872–82.

11　King, A., 'Analgesia without opioids', *Nature*, 573(7773), 2019, pp. S4–S6.

12　Rivat, C. and Ballantyne, J., 'The dark side of opioids in pain management: basic science explains clinical observation', *Pain Reports*, 1(2), 2016, p.e570.

13　Colvin, L. A., Bull, F. and Hales, T. G., 'Perioperative opioid analgesia–when is enough too much? A review of opioid–induced tolerance and hyperalgesia', *The Lancet*, 393(10180), 2019, pp. 1558–68.

14　'Opioids aware', Faculty of Pain Medicine, https://fpm.ac.uk/ opioids–aware.

15　Pavlovic, S., Daniltchenko, M., Tobin, D. J. *et al.*, 'Further exploring the brain–skin connection: stress worsens dermatitis via substance P–dependent neurogenic inflammation in mice', *Journal of Investigative Dermatology*, 128(2), 2008, pp. 434–46.

16　Liu, Y., Zhou, L. J., Wang, J. *et al.*, 'TNF–α differentially regulates synaptic plasticity in the hippocampus and spinal cord by microglia–dependent mechanisms after peripheral nerve injury', *Journal of Neuroscience*, 37(4), 2017, pp. 871–81.

17　Hayley, S., 'The neuroimmune–neuroplasticity interface and brain pathology', *Frontiers in Cellular Neuroscience*, 8, 2014, p.419.

18　Araldi, D., Bogen, O., Green, P. G. and Levine, J. D., 'Role of nociceptor Toll–like Receptor 4 (TLR4) in opioid–induced hyperalgesia and hyperalgesic priming', *Journal of Neuroscience*, 39(33), 2019, pp. 6414–24.

19　Evers, A. W. M., Verhoeven, E. W. M., Kraaimaat, F. W. *et al.*, 'How stress gets under the skin: cortisol and stress reactivity in psoriasis', *British Journal of Dermatology*, 163(5), 2010, pp. 986–91.

20　Young, M. B., Howell, L. L., Hopkins, L. *et al.*, 'A peripheral immune response to remembering trauma contributes to the maintenance of fear memory in mice', *Psychoneuroendocrinology*, 94, 2018, pp. 143–51.

21　Goshen, I., Kreisel, T., Ounallah–Saad, H. *et al.*, 'A dual role for interleukin–1 in hippocampal-dependent memory processes', *Psychoneuroendocrinology*, 32(8–10), 2007, pp. 1106–15.

22 Michopoulos, V., Powers, A., Gillespie, C. F., Ressler, K. J. and Jovanovic, T., 'Inflammation in fear–and anxiety–based disorders: PTSD, GAD, and beyond', *Neuropsychopharmacology*, 42(1), 2017, pp. 254–70.

23 Burke, N. N., Finn, D. P., McGuire, B. E. and Roche, M., 'Psychological stress in early life as a predisposing factor for the development of chronic pain: clinical and preclinical evidence and neurobiological mechanisms', *Journal of Neuroscience Research*, 95(6), 2017, pp. 1257–70.

24 Bower, J .E. and Irwin, M. R., 'Mind–body therapies and control of inflammatory biology: a descriptive review', *Brain, Behavior, and Immunity*, 51, 2016, pp. 1–11.

25 Smith, K., 'The association between loneliness, social isolation and inflammation: a systematic review and meta–analysis', *Neuroscience & Biobehavioral Reviews*, 112, 2020, pp. 519–41.

26 Hussain, S. M., Urquhart, D. M., Wang, Y. *et al.*, 'Fat mass and fat distribution are associated with low back pain intensity and disability: results from a cohort study', *Arthritis Research & Therapy*, 19, 2017, p.26.

27 Smuck, M., Schneider, B. J., Ehsanian, R., Martin, E. and Kao, M. C. J., 'Smoking is associated with pain in all body regions, with greatest influence on spinal pain', *Pain Medicine*, 21(9), 2020, pp. 1759–68.

28 Morin, C. M., LeBlanc, M., Daley, M., Gregoire, J. P. and Merette, C., 'Epidemiology of insomnia: prevalence, self–help treatments, consultations, and determinants of help–seeking behaviors', *Sleep Medicine*, 7(2), 2006, pp. 123–30.

29 Taylor, D. J., Mallory, L. J., Lichstein, K. L., Durrence, H. H., Riedel, B. W. and Bush, A. J., 'Comorbidity of chronic insomnia with medical problems', *Sleep*, 30(2), 2007, pp. 213–18.

30 Gerhart, J. I., Burns, J. W., Post, K. M. et al., 'Relationships between sleep quality and pain–related factors for people with chronic low back pain: tests of reciprocal and time of day effects', *Annals of Behavioral Medicine*, 51(3), 2017, pp. 365–75.

31 Krause, A. J., Prather, A. A., Wager, T. D., Lindquist, M. A. and Walker, M. P., 'The pain of sleep loss: a brain characterization in humans', *Journal of Neuroscience*, 39(12), 2019, pp.

2291–300.

[32] Irwin, M. R., Wang, M., Ribeiro, D. *et al.*, 'Sleep loss activates cellular inflammatory signaling', *Biological Psychiatry*, 64(6), 2008, pp. 538–40.

[33] Billari, F. C., Giuntella, O. and Stella, L., 'Broadband internet, digital temptations, and sleep', *Journal of Economic Behavior & Organization*, 153, 2018, pp. 58–76.

[34] Lam, K. K., Kunder, S., Wong, J., Doufas, A. G. and Chung, F., 'Obstructive sleep apnea, pain, and opioids: is the riddle solved?', *Current Opinion in Anaesthesiology*, 29(1), 2016, pp. 134–40.

[35] Moore, J. T. and Kelz, M. B., 'Opiates, sleep, and pain: the adenosinergic link', *Anesthesiology*, 111(6), 2009, pp. 1175–76.

11　疯狂的脑子

[1] Woolf C. J., 'Evidence for a central component of post–injury pain hypersensitivity', *Nature*, 306, 1983, pp. 686–8.

[2] Sandkühler, J. and Gruber–Schoffnegger, D., 'Hyperalgesia by synaptic long–term potentiation (LTP): an update', *Current Opinion in Pharmacology*, 12(1), 2012, pp. 18–27.

[3] Jepma, M., Koban, L., van Doorn, J., Jones, M. and Wager, T.D., 'Behavioural and neural evidence for self–reinforcing expectancy effects on pain', *Nature Human Behaviour*, 2(11), 2018, pp. 838–55.

[4] Soni, A., Wanigasekera, V., Mezue, M. *et al.*, 'Central sensitization in knee osteoarthritis: relating presurgical brainstem neuroimaging and PainDETECT–based patient stratification to arthroplasty outcome', *Arthritis & Rheumatology*, 71(4), 2019, pp. 550–60.

[5] Tagliazucchi, E., Balenzuela, P., Fraiman, D. and Chialvo, D. R., 'Brain resting state is disrupted in chronic back pain patients', *Neuroscience Letters*, 485(1), pp. 26–31.

[6] Apkarian, A. V., Sosa, Y., Sonty, S. *et al.*, 'Chronic back pain is associated with decreased prefrontal and thalamic gray matter density', *Journal of Neuroscience*, 24(46), 2004, pp. 10410–15.

[7] Johnston, K. J., Adams, M. J., Nicholl, B. I. *et al.*, 'Genome-wide association study of multisite chronic pain in UK Biobank', *PLOS Genetics*, 15(6), 2019, p.e1008164.

[8] Khoury, S., Piltonen, M. H., Ton, A. T. *et al.*, 'A functional substitution in the L-aromatic amino acid decarboxylase enzyme worsens somatic symptoms via a serotonergic pathway', *Annals of Neurology*, 86(2), 2019, pp. 168–80.

[9] Desmeules, J. A., Cedraschi, C., Rapiti, E. *et al.*, 'Neurophysiologic evidence for a central sensitization in patients with fibromyalgia', *Arthritis & Rheumatism*, 48(5), 2003, pp. 1420–9.

[10] Cagnie, B., Coppieters, I., Denecker, S., Six, J., Danneels, L. and Meeus, M., 'Central sensitization in fibromyalgia? A systematic review on structural and functional brain MRI', *Seminars in Arthritis and Rheumatism*, 44(1), 2014, pp. 68–75.

[11] Bäckryd, E., Tanum, L., Lind, A. L., Larsson, A. and Gordh, T., 'Evidence of both systemic inflammation and neuroinflammation in fibromyalgia patients, as assessed by a multiplex protein panel applied to the cerebrospinal fluid and to plasma', *Journal of Pain Research*, 10, 2017, pp. 515–25.

[12] Albrecht, D. S., Forsberg, A., Sandström, A. *et al.*, 'Brain glial activation in fibromyalgia —a multi-site positron emission tomography investigation', *Brain, Behavior, and Immunity*, 75, 2019, pp. 72–83.

[13] Stankevicius, A., Wallwork, S. B., Summers, S. J., Hordacre, B. and Stanton, T. R., 'Prevalence and incidence of phantom limb pain, phantom limb sensations and telescoping in amputees: a systematic rapid review', *European Journal of Pain*, 25(2), 2020.

[14] Weinstein, S. M., 'Phantom limb pain and related disorders', *Neurologic Clinics*, 16(4), 1998, pp. 919–35.

[15] Penfield, W. and Jasper, H., *Epilepsy and the Functional Anatomy of the Human Brain*, Little, Brown, 1954.

[16] Ramachandran, V. S., 'Perceptual Correlates of Neural Plasticity in the Adult Human Brain', *Early Vision and Beyond*, eds. Papathomas, T. V., Kowler, E., Chubb, C. and Gorea, A., MIT Press, 1995, pp. 227–47.

[17] Flor, H., Nikolajsen, L. and Jensen, T. S., 'Phantom limb pain: a case of maladaptive CNS plasticity?', *Nature Reviews Neuroscience*, 7(11), 2006, pp. 873–81.

[18] Flor, H., Elbert, T., Knecht, S. *et al.*, 'Phantom–limb pain as a perceptual correlate of cortical reorganization following arm amputation', *Nature*, 375(6531), pp. 482–4.

[19] Ramachandran, V. S. and Blakeslee, S., *Phantoms in the Brain*, Fourth Estate, 1999.

[20] Doidge, N., *The Brain That Changes Itself: Stories of Personal Triumph from the Frontiers of Brain Science*, Penguin, 2008.

[21] Freeman, M. D., Nystrom, A. and Centeno, C., 'Chronic whiplash and central sensitization; an evaluation of the role of a myofascial trigger point in pain modulation', *Journal of Brachial Plexus and Peripheral Nerve Injury*, 4(1), 2009, pp. 1–8.

[22] Campo–Prieto, P. and Rodríguez–Fuentes, G., 'Effectiveness of mirrortherapy in phantom limb pain: a literature review', *Neurología*, English edition, 2018.

[23] McCabe, C. S., Haigh, R. C., Ring, E. F. J., Halligan, P. W., Wall, P. D. and Blake, D. R., 'A controlled pilot study of the utility of mirror visual feedback in the treatment of complex regional pain syndrome (type 1)', *Rheumatology*, 42(1), 2003, pp. 97–101.

[24] Bowering, K. J., O'Connell, N. E., Tabor, A. *et al.*, 'The effects of graded motor imagery and its components on chronic pain: a systematic review and meta–analysis', *Journal of Pain*, 14(1), 2013, pp. 3–13.

[25] Kikkert, S., Mezue, M., O'Shea, J. *et al.*, 'Neural basis of induced phantom limb pain relief', *Annals of Neurology*, 85(1), 2019, pp. 59–73.

[26] Rutledge, T., Velez, D., Depp, C. *et al.*, 'A virtual reality intervention for the treatment of phantom limb pain: development and feasibility results', *Pain Medicine*, 20(10), 2019, pp. 2051–9.

12 疼痛革命

[1] Corkhill, B., *Knitting for Health and Wellness*, Flatbear Publishing, 2014.

[2] Riley, J., Corkhill, B. and Morris, C., 'The benefits of knitting for personal and social wellbeing

in adulthood: findings from an international survey', *British Journal of Occupational Therapy*, 76(2), 2013, pp. 50–7.

3 Jacobs, B. L. and Fornal, C. A., 'Activity of serotonergic neurons in behaving animals', *Neuropsychopharmacology*, 21(1), 1999, pp. 9–15.

4 Draganski, B., Gaser, C., Busch, V., Schuierer, G., Bogdahn, U. and May, A., 'Changes in grey matter induced by training', *Nature*, 427(6972), 2004, pp. 311–12.

5 Gallace, A., Torta, D. M. E., Moseley, G. L. and Iannetti, G. D., 'The analgesic effect of crossing the arms', *Pain*, 152(6), 2011, pp. 1418–23.

6 McKay, J. H. and Tatum, W. O., 'Knitting induced fronto–central theta rhythm', *Epilepsy & Behavior Reports*, 12, 2019, p.100335.

7 Corkhill, B. and Davidson, C., 'Exploring the effects of knitting on the experience of chronic pain –a qualitative study', poster at the British Pain Society Annual Scientific Meeting, 2009.

8 Ponce–Alonso, M., de la Fuente, J. S., Rincón–Carlavilla, A. *et al.*, 'Impact of the coronavirus disease 2019 (COVID–19) pandemic on nosocomial *Clostridioides difficile* infection', *Infection Control & Hospital Epidemiology*, 2020, pp. 1–5.

9 Greenhalgh, T., 'Pondering whether COVID–19 will be evidence–based medicine's nemesis', Twitter post, 2 May 2020.

10 Tremblay, M. S., Colley, R. C., Saunders, T. J., Healy, G. N. and Owen, N., 'Physiological and health implications of a sedentary lifestyle', *Applied Physiology, Nutrition, and Metabolism*, 35(6), 2010, pp. 725–40.

11 Hanna, F., Daas, R. N., El–Shareif, T. J., Al–Marridi, H. H., Al–Rojoub, Z. M. and Adegboye, O. A., 'The relationship between sedentary behavior, back pain, and psychosocial correlates among university employees', *Frontiers in Public Health*, 7, 2019, p.80.

12 Heron, L., O'Neill, C., McAneney, H., Kee, F. and Tully, M. A., 'Direct healthcare costs of sedentary behaviour in the UK', *Journal of Epidemiolgy and Community Health*, 73(7), 2019, pp. 625–9.

13 Gopinath, B., Kifley, A., Flood, V. M. and Mitchell, P., 'Physical activity as a determinant of

successful aging over ten years', *Scientific Reports*, 8(1), 2018, pp. 1–5.

[14] Rice, D., Nijs, J., Kosek, E. *et al.*, 'Exercise–induced hypoalgesia in pain–free and chronic pain populations: state of the art and future directions', *Journal of Pain*, 20(11), 2019, pp. 1249–66.

[15] Dimitrov, S., Hulteng, E. and Hong, S., 'Inflammation and exercise: inhibition of monocytic intracellular TNF production by acute exercise via β 2–adrenergic activation', *Brain, Behavior, and Immunity*, 61, 2017, pp. 60–8.

[16] Puetz, T. W., Flowers, S. S. and O'Connor, P. J., 'A randomized controlled trial of the effect of aerobic exercise training on feelings of energy and fatigue in sedentary young adults with persistent fatigue', *Psychotherapy and Psychosomatics*, 77(3), 2008, pp. 167–74.

[17] Nijs, J., Girbés, E. L., Lundberg, M., Malfliet, A. and Sterling, M., 'Exercise therapy for chronic musculoskeletal pain: innovation by altering pain memories', *Manual Therapy*, 20(1), 2015, pp. 216–20.

[18] 'The Health and Wellbeing Benefits of Swimming', Swimming and Health Commission, 2017.

[19] Busch, V., Magerl, W., Kern, U., Haas, J., Hajak, G. and Eichhammer, P., 'The effect of deep and slow breathing on pain perception, autonomic activity, and mood processing –an experimental study', *Pain Medicine*, 13(2), 2012, pp. 215–28.

[20] Anderson, B. E. and Bliven, K. C. H., 'The use of breathing exercises in the treatment of chronic, nonspecific low back pain', *Journal of Sport Rehabilitation*, 26(5), 2017, pp. 452–8.

[21] Gerhart, J. I., Burns, J. W., Post, K. M. *et al.*, 'Relationships between sleep quality and pain–related factors for people with chronic low back pain: tests of reciprocal and time of day effects', *Annals of Behavioral Medicine*, 51(3), 2017, pp. 365–75.

[22] Brasure, M., Fuchs, E., MacDonald, R. *et al.*, 'Psychological and behavioral interventions for managing insomnia disorder: an evidence report for a clinical practice guideline by the American College of Physicians', *Annals of Internal Medicine*, 165(2), 2016, pp. 113–24.

[23] Finan, P. H., Buenaver, L. F., Runko, V. T. and Smith, M. T., 'Cognitive–behavioral therapy for comorbid insomnia and chronic pain', *Sleep Medicine Clinics*, 9(2), 2014, pp. 261–74.

[24] Sapolsky, R. M., *Why Zebras Don't Get Ulcers: The Acclaimed Guide to Stress, Stress–related*

Diseases, and Coping, Holt, 2004.

[25] Doidge, N., *The Brain's Way of Healing: Remarkable Discoveries and Recoveries from the Frontiers of Neuroplasticity*, Penguin, 2016.

[26] Moseley, G. L., Parsons, T. J. and Spence, C., 'Visual distortion of a limb modulates the pain and swelling evoked by movement', *Current Biology*, 18(22), 2008, pp. R1047–8.

[27] Stanton, T. R., Gilpin, H. R., Edwards, L., Moseley, G. L. and Newport, R., 'Illusory resizing of the painful knee is analgesic in symptomatic knee osteoarthritis', *PeerJ*, 6, 2018, p.e5206.

[28] Butler, D. S. and Moseley, G. L., *Explain Pain*, 2nd edition, *NOI Group*, 2013.

[29] Moseley, G. L., 'Evidence for a direct relationship between cognitive and physical change during an education intervention in people with chronic low back pain', *European Journal of Pain*, 8(1), 2004, pp. 39–45.

[30] Moseley, G. L. and Butler, D. S., 'Fifteen years of explaining pain: the past, present, and future', *Journal of Pain*, 16(9), 2015, pp. 807–13.

[31] Louw, A., Zimney, K., Puentedura, E. J. and Diener, I., 'The efficacy of pain neuroscience education on musculoskeletal pain: a systematic review of the literature', *Physiotherapy Theory and Practice*, 32(5), 2016, pp. 332–55.

[32] Lee, H., McAuley, J. H., Hübscher, M., Kamper, S. J., Traeger, A. C. and Moseley, G. L., 'Does changing pain–related knowledge reduce pain and improve function through changes in catastrophizing?', *Pain*, 157(4), 2016, pp. 922–30.

[33] Corrigan, C., Desnick, L., Marshall, S., Bentov, N. and Rosenblatt, R. A., 'What can we learn from first–year medical students' perceptions of pain in the primary care setting?', *Pain Medicine*, 12(8), 2011, pp. 1216–22.

[34] Mackey, C., 'Pain and the Brain', lecture at Stanford Back Pain Education Day 2016, Youtube. com.